本草纲目妙用手册
——老年篇

魏献波　邓　林　主编

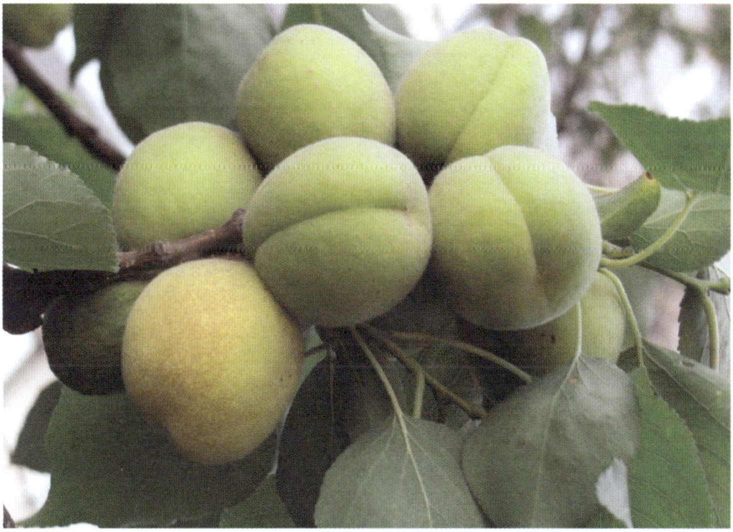

華齡出版社

责任编辑：薛　治　齐　霁　唐　莉
特约编辑：赵白宇
装帧设计：崔　杰
责任印制：李未圻

图书在版编目（CIP）数据

本草纲目妙用手册. 老年篇 / 魏献波，邓林主编
.—北京：华龄出版社，2012. 1
ISBN 978-7-80178-907-5

Ⅰ. ①本… Ⅱ. ①魏… ②邓… Ⅲ. ①本草纲目—食物疗法 Ⅳ. ①R281. 3②R247. 1

中国版本图书馆CIP数据核字(2011)第254443号

书　　名：本草纲目妙用手册——老年篇
作　　者：魏献波　邓　林　主编
图片摄影：谢　宇　周重建
美术设计：天宇工作室（xywenhua@yahoo.cn）
图文制作：李建军　崔　杰
出版发行：华龄出版社
印　　刷：北京画中画印刷有限公司
版　　次：2012年1月第1版　2012年1月第1次印刷
开　　本：880×1230毫米　1/32　　印　张：8
字　　数：350千字
定　　价：48.00元

地址：北京西城区鼓楼西大街41号　　邮编：100009
电话：84044445（发行部）　　传真：84039173

编委会名单

前　言

《本草纲目》是我国明代伟大的医学家李时珍（1518～1593）穷毕生精力，广收博采，实地考察，对以往历代本草学进行全面的整理和总结，历时27载编撰而成的。全书共五十二卷，约二百万字，收录药物1 892种（新增374种），附图1 100多幅，附方11 000多种，是集我国16世纪以前的药物学成就之大成，在训古、语言文字、历史、地理、植物、动物、矿物、冶金等方面也有突出的成就。

《本草纲目》从出书第一版至今，已有四百多年的历史，先后出版过数十种版本，并被美国、前苏联、日本、德国、法国等翻译成英、俄、日、德、法语等出版。李时珍的伟大学术成就还受到世界人民的好评，他还被评为世界上对人类最有贡献的科学家之一，《本草纲目》被誉为“东方药学巨典”，是我国医药宝库中一份珍贵遗产，直至今天还有很多实用价值。

近年来，由于“绿色食品”、“天然药物”的兴起，中医中药备受青睐。随着社会的不断进步和科学技术的飞跃发展，人类的自我保健意识不断增强，回归自然的愿望也越来越强烈，人们更加赏识和注重中医中药预防疾病和养生保健的功效。有鉴于此，为了让更多的读者朋友能够轻松应用经典，能够给广大的医药爱好者及广大家庭提供一部系统的中草药应用读本，更好地继承和发扬我国中草药学的宝贵遗产，使它能够在更大范围内传播和传承，并且能够更好地为广大人民的生活与健康服务，经过精心的策划和调研，我们特聘请相关专业人员编辑了《本草纲目妙用手册——老年篇》，本书收录了精选自《本草纲目》原著中能够治疗老年人常见疾病的药物一百多种，精编和整合了原著中的精华部分与以《中华人民共和国药典》（2010年版一部）为主的现代中医药知识精华，力求内容更准确，层次更清晰，阅读更方便，操作更简单。我们衷心希望本书能够更好地为现代人们的生活和健康服务。

本书是学习和研究《本草纲目》的理想参考书，对继续发掘和发扬《本草纲目》的价值都会起到不可小视的作用，对于中医临床应用及各种研究都会起到积极的作用。

另外，由于《本草纲目》出版已久，历时较长，书中需要考证的地方也较多，加上编者知识水平所限，书中的错漏之处，还请读者批评指正！同时，我们也希望本书的出版能够起到抛砖引玉的作用，希望有更多的有识之士加入我们的行列，为我国中医药文化的传承和传播出谋划策，读者交流邮箱：xywenhua@yahoo.cn。

编　者

2011年11月

目　录

脾胃・脾胃虚寒

脾胃・脾胃疼痛

脾胃・脾虚腹泻

喘急

健忘

癫痫

高脂血症

高血压病

糖尿病

慢性支气管炎·气虚型

三七（《纲目》）

【释名】山漆（《纲目》），金不换。

根

【气味】甘，微苦，温，无毒。

【主治】止血散血定痛，金刃箭伤跌打杖疮血出不止者，嚼烂涂，或为末掺之，其血即止。亦主吐血衄血，下血血痢，崩中经水不止，产后恶血不下，血运血痛，赤目痈肿，虎咬蛇伤诸病。

【附方】

吐血衄血：三七一钱，自嚼米汤送下。或以五分，加入八核汤。（《濒湖集简方》）

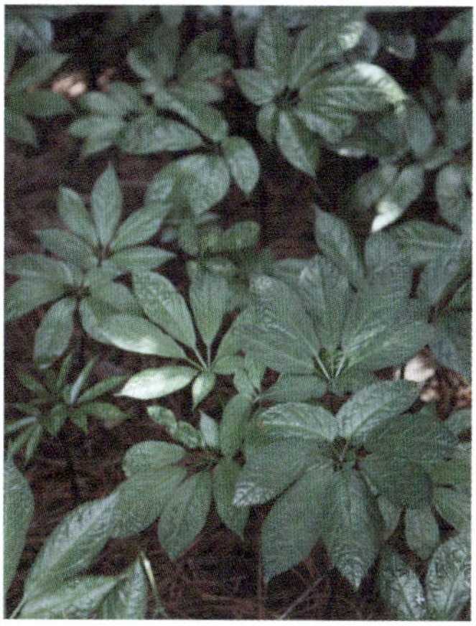

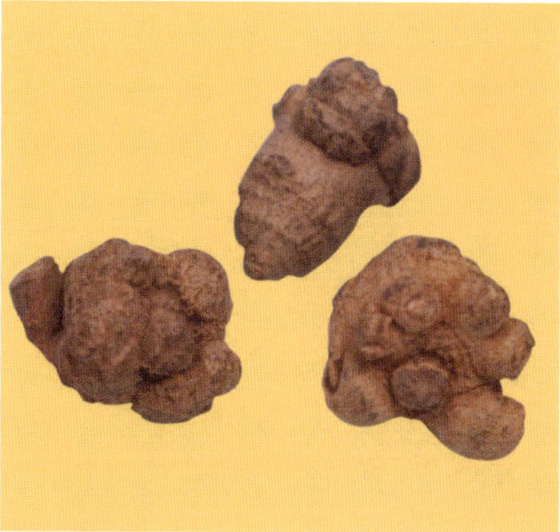

【别名】田七、出漆、金不换、参三七、铜皮铁骨。

【来源】本品为五加科植物三七的干燥根和根茎。

【形态特征】多年生草本，高达60厘米。根茎短，茎直立，光滑无毛。掌状复叶，具长柄，3～4片轮生长于茎顶；小叶3～7，椭圆形或长圆状倒卵形，边缘有细锯齿。伞形花序顶生，花序梗从茎顶中央抽出，花小，黄绿色。核果浆果状，近肾形，熟时红色。

【采收加工】秋季开花前采挖，洗净，分开主根、支根及茎基，干燥。支根习称“筋条”，茎基习称“剪口”。

【性味归经】甘、微苦，温。归肝、胃经。

【功能主治】散瘀止血，消肿定痛。主治咯血，吐血，衄血，便血，妇人崩漏，胸腹刺痛，外伤出血，跌扑肿痛。

【用量用法】内服：3～10克，煎服；或研粉吞服，一次1～3克。外用：适量，研末外掺或调敷。

【使用禁忌】孕妇慎用。

【精选验方】

咳血：三七粉6克，蒲黄炭10克。将上药混匀，每次3～5克，每日2～3次，开水冲服。

咳血、吐血：三七6克，花蕊石9克，血余炭3克。研细末，分2次服。

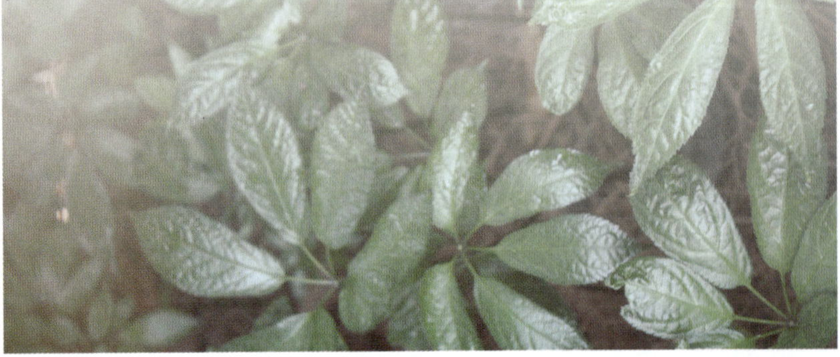

人参

（《本经上品》）

【释名】 黄参（《吴普》），血参（《别录》），人衔（《本经》），鬼盖（《本经》），神草（《别录》）。

根

【气味】 甘，微寒，无毒。

【主治】 补五脏，安精神，定魂魄，止惊悸，除邪气，明目，开心益智。

芦

【气味】 苦，温，无毒。

【主治】 吐虚劳痰饮。

【附方】

肺虚久咳： 人参末二两，鹿角胶炙研一两。每服三钱，用薄荷、豉汤一盏，葱少许，入铫子煎一二沸，倾入盏内。遇咳时，温呷三五口，甚加。（《食疗本草》）

咳嗽吐血： 人参一两，黄耆一两，飞罗面一两，百合五钱，为末，水丸梧子大。每服五十丸，食前茅根汤下。（《朱氏集验方》）用人参、薰陆香、辰砂等份，为末，乌梅肉和丸弹子大。每白汤化下一丸，日一服。

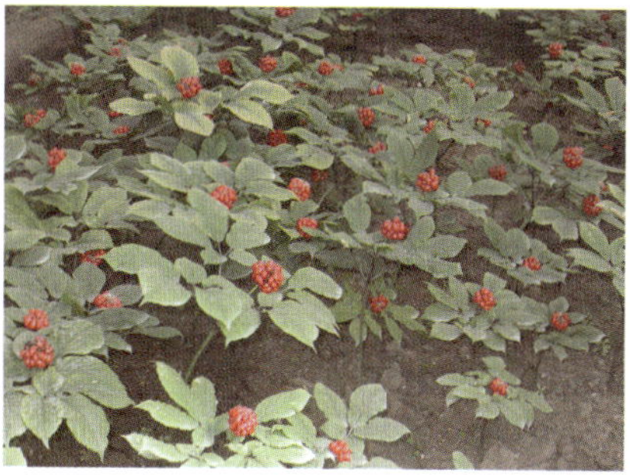

【别名】山参、元参、人衔、鬼盖、生晒参、别直参、白糖参。

【来源】本品为五加科植物人参的干燥根和根茎。

【形态特征】多年生草本，根状茎（芦头）短，上有茎痕（芦碗）和芽苞；茎单生，直立，高40～60厘米。叶为掌状复叶，2～6枚轮生茎顶，小叶3～5，中部的1片最大，卵形或椭圆形，基部楔形，先端渐尖，边缘有细尖锯齿，上面沿中脉疏被刚毛。伞形花序顶生，花小，花萼钟形；花瓣淡黄绿色。浆果状核果扁球形或肾形，成熟时鲜红色，扁圆形，黄白色。

【生境分布】生长于昼夜温差小的海拔500～1100米山地缓坡或斜坡地的针阔混交林或杂木林中。主产于吉林、辽宁、黑龙江。以吉林抚松县产量最大，质量最好，称吉林参。野生者名“山参”；栽培者称“园参”。

【性味归经】甘、微苦，微温。归脾、肺、心、肾经。

【功能主治】大补元气，复脉固脱，补脾益肺，生津养血，安神益智。主治体虚欲脱，肢冷脉微，脾虚食少，肺虚喘咳，津伤口渴，内热消渴，气血亏虚，惊悸失眠，阳痿宫冷，食少倦怠，妇女崩漏，小儿慢惊及久虚不复。

【用量用法】内服：3～9克，文火另煎兑服；也可研粉吞服，一次2克，每日2次。用于急救15～30克，煎浓汁，数次灌服。

【使用禁忌】实证、热证而正气不虚者忌服。反藜芦，畏五灵脂，萝卜。服人参时不宜喝茶、食萝卜，以免影响药力。

【精选验方】

心肺功能不全：人参、五味子各6克，熟地黄、胡桃肉各12克，熟附子片9克，蛤蚧1对。水煎服。

慢性呼吸衰竭失代偿期：人参、五味子、砂仁、西洋参各9克，生地黄30克，麦冬12克，黄耆20克。每日1剂，水煎服，分3～5次。

气虚：人参5克，冰糖适量。煎汤常服。

气阴两虚，虚火上炎之咳嗽、口渴、气短乏力：人参、紫苏梗各6克，五味子50克，白糖100克。人参研为细末，五味子、紫苏梗水煎取浓汁，兑入人参粉末，加入白糖后随意饮用。

栝楼

（《本经中品》）

【释名】瓜蒌（《纲目》），天瓜（《别录》），黄瓜（《别录》），地楼（《本经》），泽姑（《别录》）。

实

【气味】苦，寒，无毒。

【主治】胸痹，悦泽人面。润肺燥，降火，治咳嗽，涤痰结，利咽喉，止消渴，利大肠，消痈肿疮毒。

【附方】

胸痹痰嗽：大栝楼去瓤，取子炒熟，和壳研末，面糊丸梧子大。每米饮下二三十丸，日二服。（《杜壬方》）

清痰利膈：用肥大栝楼取子洗净切焙，半夏四十九个汤洗十次捶焙，等份，为末，用洗栝楼水并瓤同熬成膏，和丸梧子大。每姜汤下三五十丸，良。（《杨文蔚方》）

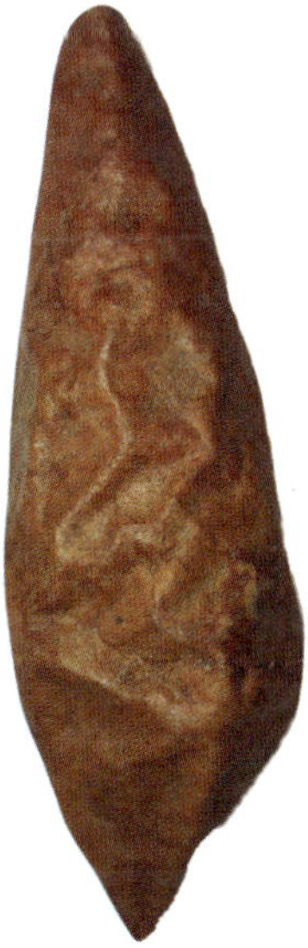

【别名】瓜蒌、天撤、山金匏、药瓜皮。

【来源】本品为葫芦科植物栝楼或双边栝楼的干燥成熟果实。

【形态特征】多年生草质藤本。茎有棱线，卷须2～3歧。叶互生，叶片宽卵状心形，长宽相近，5～14厘米，3～5浅裂至深裂，边缘常再分裂，小裂片较圆，两面稍被毛。雄花生长于上端1/3处，3～8朵成总状花序，有时单生，萼片线形，花冠白色，裂片扇状倒三角形，先端流苏长1.5～2厘米；雌花单生，花梗长约6厘米。果实椭圆形至球形，长7～11厘米，果瓤橙黄色。种子扁椭圆形。

【生境分布】生长于山坡、草丛、林缘半阴处。全国均产，栽培或野生。分布于山东、河北、河南、安徽、浙江等地，以山东产者质量优。

【性味归经】甘、微苦，寒。归肺、胃、大肠经。

【功能主治】清热涤痰，宽胸散结，润燥滑肠。主治肺热咳嗽，痰浊黄稠，胸痹心痛，结胸痞满，乳痈，肺痈，肠痈，热结便秘。

【用量用法】内服：9～15克，煎服。

【使用禁忌】不宜与川乌、制川乌、草乌、制草乌、附子同用。

【精选验方】

虚热咳嗽：栝楼50克，人参9克。研末，每服3克，米汤送服。

支气管炎、肺炎：栝楼15克，生地黄、天冬、麦冬各9克。水煎服，如滋燥饮。

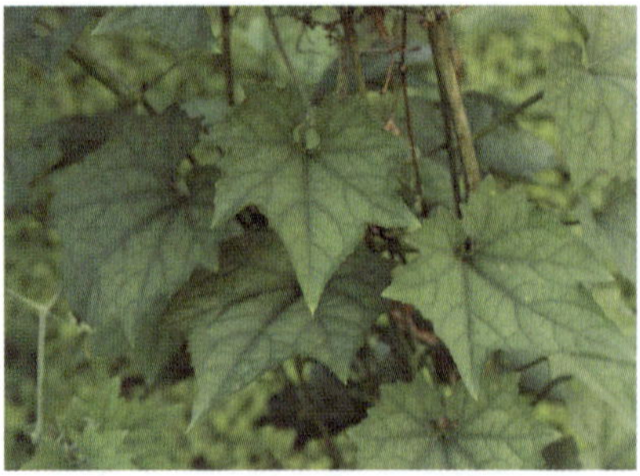

泽漆

（《本经下品》）

【释名】漆茎（《本经》），猫儿眼睛草（《纲目》），绿叶绿花草（《纲目》）。

茎叶

【气味】苦，微寒，无毒。

【主治】皮肤热，大腹水气，四肢面目浮肿，丈夫阴气不足。

【附方】

肺咳上气，脉沉者，泽漆汤主之：泽漆三斤，以东流水五斗，煮取一斗五升，去滓。每服五合，日三服。（《金匮要略方》）

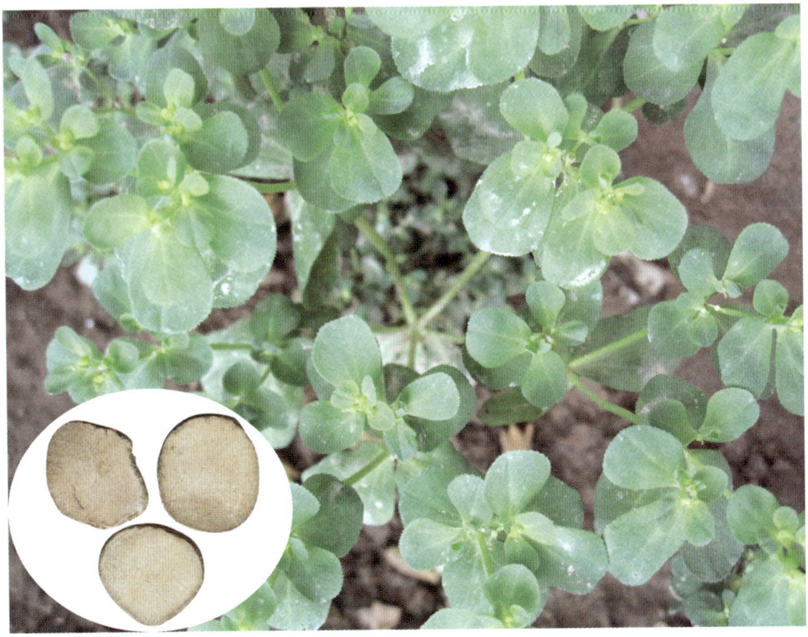

【别名】漆茎、五风草、五盏灯、五朵云、五风灵枝。

【来源】本品为大戟科植物泽漆的全草。

【形态特征】一年生或二年生草本，高10～30厘米。全株含白色乳汁。茎丛生，基部斜升，无毛或仅分枝略具疏毛，基部紫红色，上部淡绿色。叶互生；无柄或因突然狭窄而具短柄；叶片倒卵形或匙形，长1～3厘米，宽0.5～1.8厘米，先端钝圆，有缺刻或细锯齿，基部楔形，两面深绿色或灰绿色，被疏长毛，下部叶小，开花后渐脱落。杯状聚伞花序项生，伞梗5，每伞梗再分生2～3小便，每个伞梗又第三回分裂为2叉，伞便基部具5片轮生叶状苞片，与下部叶同形而较大；总苞杯状，先瑞4浅裂，裂片钝，腺体4，盾形，黄绿色；雄花10余朵，每花具雄蕊1，下有短柄，花药歧出，球形；雌花1，位于花序中央；子房有长柄，伸出花序之外；子房3室；花柱3，柱头2裂。蒴果球形，直径约3毫米，3裂，光滑。种子褐色，卵形，长约2毫米，有明显凸起网纹，具白色半圆形种阜。花期4～5月，果期5～8月。

【生境分布】生于山沟、路边、荒野及湿地。我国除西藏外，各地均有分布。

【性味归经】辛、苦，凉，有毒。归大肠、小肠、脾经。

【功能主治】行水，消痰，杀虫，解毒。主治水气肿满，痰饮喘咳，疟疾，菌痢，瘰疬，癣疮，结核性瘘管，骨髓炎。

【用量用法】内服：煎汤，3～9克，熬膏或入丸、散；外用：适量，煎水洗、熬膏涂或研末调敷。

【使用禁忌】本品有毒，不宜过量或长期服用。孕妇及气血虚弱者忌用。

【精选验方】

慢性气管炎：单味泽漆糖浆，每次30毫升（含生药30克），每日2～3次。或泽漆片4～5片（4片含生药30克）每日2～4次。

五味子

（《本经上品》）

【释名】玄及（《别录》），会及。

【气味】酸，温，无毒。

【主治】益气，咳逆上气，劳伤羸瘦，补不足，强阴，益男子精。

【附方】

久咳肺胀：五味子二两，粟壳白饧炒过五钱，为末，白饧为弹子大。每服一丸，水煎服。（《卫生家宝方》）

久咳不止：五味子五钱，甘草一钱半，五倍子二钱，风化消二钱，为末，干噙。（《丹溪方》）

久咳不止：五味子一两，真茶四钱，晒研为末。以甘草五钱煎膏，丸绿豆大。每服三十丸，沸汤下，数日即愈也。

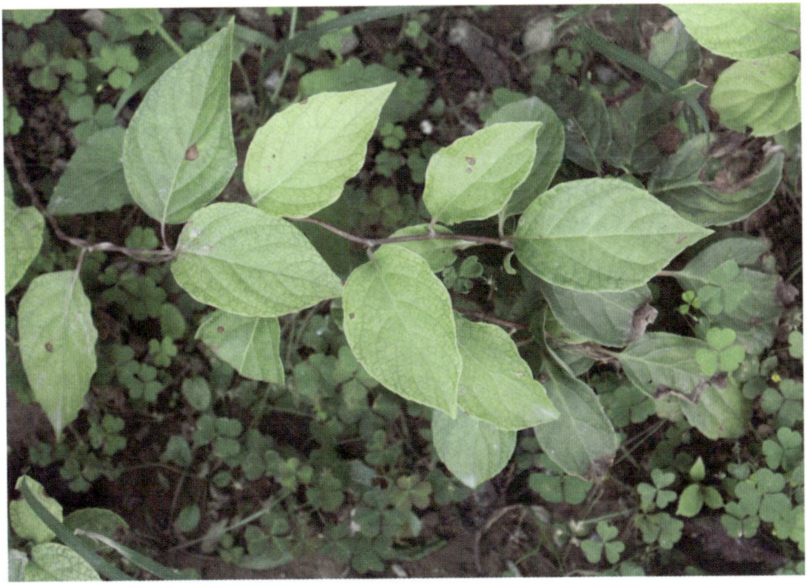

【别名】玄及、五味、北五味、南五味、南五味子、北五味子、华中五味子。

【来源】本品为木兰科多年生落叶木质藤本植物五味子的干燥成熟果实。

【形态特征】落叶木质藤本，长达8米。茎皮灰褐色，皮孔明显，小枝褐色，稍具棱角。叶互生，柄细长；叶片薄而带膜质；卵形、阔倒卵形以至阔椭圆形，长5～11厘米，宽3～7厘米，先端尖，基部楔形、阔楔形至圆形，边缘有小齿牙，上面绿色，下面淡黄色，有芳香。花单性，雌雄异株；雄花具长梗，花被6～9，椭圆形，雄蕊5，基部合生；雌花花被6～9，雌蕊多数，螺旋状排列在花托上，子房倒梨形，无花柱，受粉后花托逐渐延长成穗状。浆果球形，直径5～7毫米，成熟时呈深红色，内含种子1～2枚。花期5～7月，果期8～9月。

【生境分布】生长于半阴阴湿的山沟、灌木丛中。北五味子为传统使用的正品。分布于东北、内蒙古、河北、山西等地。南五味子多产于长江流域以南及西南地区。

【性味归经】酸、甘，温。归肺、心、肾经。

【功能主治】收敛固涩，益气生津，补肾宁心。主治久嗽虚喘，久泻不止，梦遗滑精，遗尿尿频，自汗盗汗，津伤口渴，内热消渴，胸中烦热，心悸失眠。

【用量用法】内服：2～6克，煎服；或研末服每次1～3克。

【使用禁忌】本品酸涩收敛，凡新病、实邪者不宜用。

【精选验方】

肺经感寒，咳嗽不已：五味子125克，白茯苓200克，甘草、干姜、细辛各150克。上为细末。每服10克，水一盏，煎至七分，去滓，温服，不定时。

痰嗽并喘：五味子、白矾等份。为末，每服15克，以生猪肺炙熟，蘸末细嚼，白汤下。

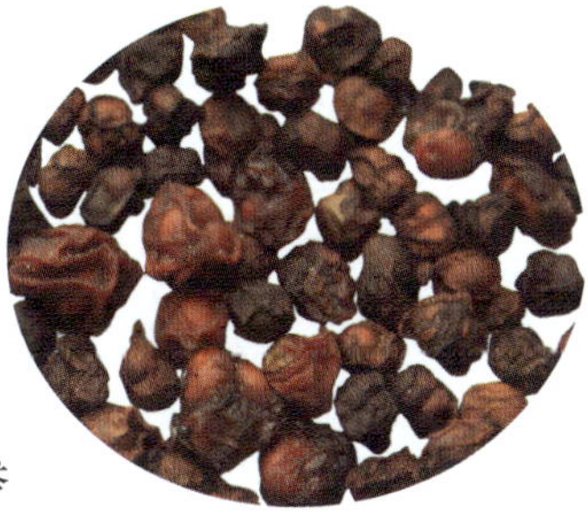

肺虚喘：五味子6克，枸杞子10克。共研细粉，放入保温杯中，冲入沸水300毫升左右，盖严，闷泡3日，代茶频饮。

久咳不止，喘促气短，懒言神疲，痰少清稀：五味子、杏仁、紫菀、党参各5克。将杏仁和五味子砸碎，党参和紫菀切成小碎块，一并置于茶杯内，倒入刚沸的开水，盖严杯盖，浸泡20分钟左右即可代茶饮，可反复加入沸水浸泡数次，直至无味。每日上、下午各泡服1剂。

知母（《本经中品》）

【释名】连母（《本经》），货母（《本经》），地参（《本经》）。

根

【气味】苦，寒，无毒。

【主治】消渴热中，除邪气，肢体浮肿，下水，补不足，益气。

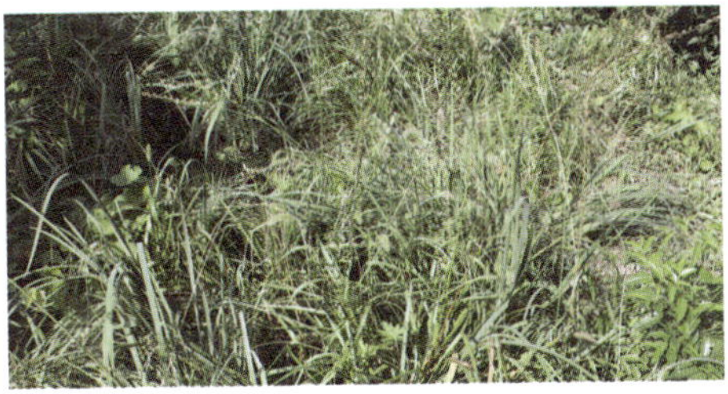

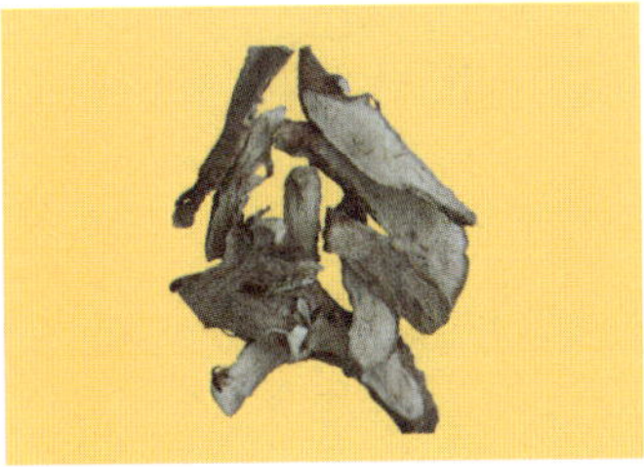

【别名】地参、水须、淮知母、穿地龙。

【来源】本品为百合科植物知母的干燥根茎。

【形态特征】为多年生草本，根茎横走，密被膜质纤维状的老叶残基。叶丛生，线形，质硬。花茎直立，从叶丛中生出，其下散生鳞片状小苞片，2～3朵簇生长于苞腋，成长形穗状花序，花被长筒形，黄白色或紫堇色，有紫色条纹。蒴果长圆形，熟时3裂。种子黑色。毛知母呈长条状，微弯曲，略扁，少有分枝，长3～15厘米，直径0.8～1.5厘米，顶端有残留的浅黄色叶痕及茎痕，习称“金包头”，上面有一凹沟，具环节，节上密生残存的叶基，由两侧向上方生长，根茎下有点状根痕。质硬，断面黄白色。无臭，味甘、苦，有粘性。知母肉表面黄白色较平滑，有扭曲的沟纹，有的可见叶痕及根痕。

【生境分布】生长于山地、干燥丘陵或草原地带。分布于河北、山西及东北等地，以河北历县产者最佳。

【性味归经】苦、甘，寒。归肺、胃、肾经。

【功能主治】清热泻火，滋阴润燥。主治外感热病，高热烦渴，肺热燥咳，骨蒸潮热，内热消渴，肠燥便秘。

【用量用法】内服：6～12克，煎服。清热泻火宜生用，滋阴降火宜盐水炒用。

【使用禁忌】本品性寒质润，有滑肠之弊，故脾虚便溏者不宜用。

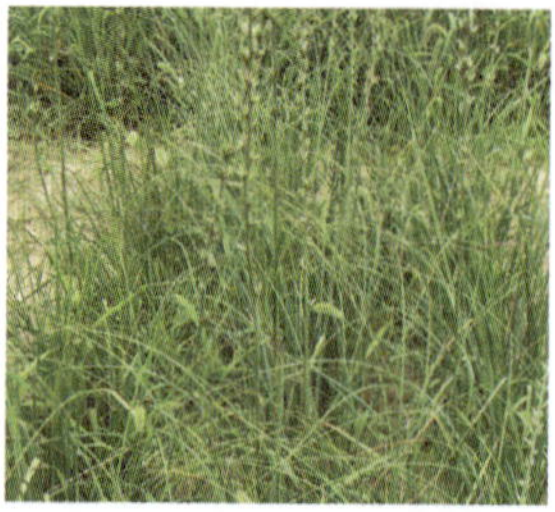

【精选验方】

急、慢性支气管炎： 用知母配黄耆、茯苓、桔梗、桑白皮、麦冬各9克，生甘草3克，水煎服。对产后咳嗽者，常与贝母、茯苓、党参、桃仁配伍，如二母散。

贝母

（《本经中品》）

【释名】勤母（《别录》），苦菜（《别录》），苦花（《别录》），空草（《别录》）。

根

【气味】辛，平，无毒。

【主治】伤寒烦热，淋沥邪气疝瘕，喉痹乳难，金疮风痉。疗腹中结实，心下满，洗恶风寒，目眩项直，咳嗽上气，止烦热渴，出汗，安五脏，利骨髓。服之不饥断谷。消痰，润心肺。末和砂糖丸含，止嗽。烧灰油调，敷人畜恶疮，敛疮口。主胸胁逆气，时疾黄疸。研末点目，去肤翳。

【附方】

化痰降气：止咳解郁，消食除胀，有奇效。用贝母去心一两，姜制厚朴半两，蜜丸梧子大，每白汤下五十丸。（《笔峰方》）

忧郁不伸：贝母去心，姜汁炒研，姜汁面糊丸。每服七十丸。（《集效方》）

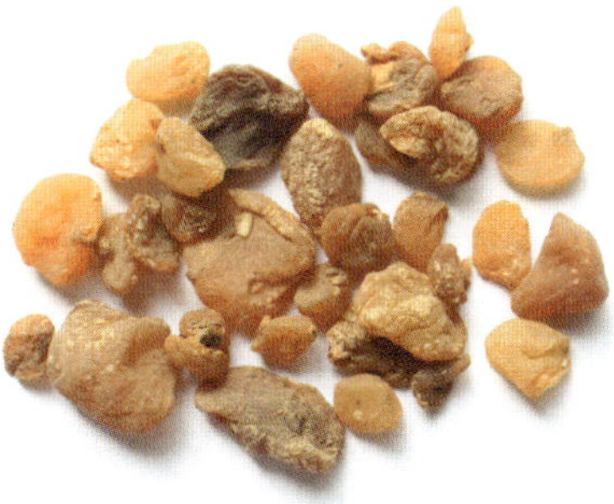

【别名】川贝、青贝、松贝、炉贝。

【来源】本品为百合科植物川贝母、暗紫贝母、甘肃贝母、梭砂贝母的干燥鳞茎。按性状不同分别习称“松贝”、“青贝”和“栽培品”。

【形态特征】为多年生草本，鳞茎圆锥形，茎直立，高15～40厘米。叶2～3对，常对生，少数在中部间有散生或轮生，披针形至线形，先端稍卷曲或不卷曲，无柄。花单生茎顶，钟状，下垂，每花具狭长形叶状苞片3枚，先端多少弯曲成钩状。花被通常紫色，较少绿黄色，具紫色斑点或小方格，蜜腺窝在北面明显凸出。

【生境分布】生长于高寒地区、土壤比较湿润的向阳山坡。分布于四川、云南、甘肃等地。以四川产量较大。以松贝为贝母之佳品。此外，产于东北等地的平贝母的干燥鳞茎及产于青海、新疆等地的伊贝母（新疆贝母或伊犁贝母）的干燥鳞茎，均作为川贝母入药。

【性味归经】苦、甘，微寒。归肺、心经。

【功能主治】清热润肺，化痰止咳，散结消痈。主治肺热燥咳，干咳少痰，阴虚劳嗽，咳痰带血。瘰疬，喉痹，乳痈，肺痈。

【用量用法】内服：3～10克，煎服；或研末冲服，每次1～2克。

【使用禁忌】不宜与川乌、制川乌、草乌、制草乌、附子同用。

【精选验方】

慢性支气管炎：贝母120克，核桃仁、猪板油、冰糖各100克。先将贝母、核桃仁研碎，猪板油切碎，再加入冰糖拌匀后共蒸熟，每次25克，每日2次，温开水冲服。

咳血、咯血：贝母、白及各60克，三七15克，黄连10克，百合120克。共研为末。每次10克，每日2次，温开水送服。

肺虚久咳：贝母粉2克放入挖去心的梨中，加冰糖20克，锅内蒸

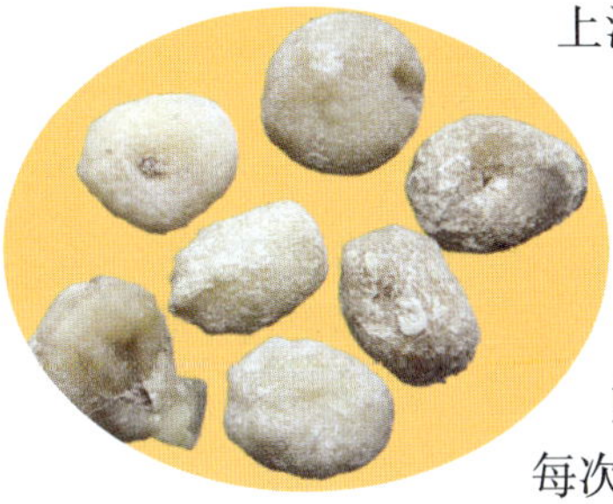

上汽后再蒸10分钟，服食，每次1个，每日2次。

肺虚久咳：贝母粉10克，冰糖20克，广柑1个。广柑去皮，在碗内压成绒状并去核，加入贝母粉和冰糖，放入锅内隔水蒸上汽后再蒸10分钟，每次1个，每日2次。

肺虚咳嗽：贝母、桔梗各6克，冬虫夏草、梨皮各9克。每日2～3次，水煎服。

咳嗽：贝母、天竺黄、僵蚕、蝉蜕各3克，生姜1片。每日1剂，水煎服。

肺热咳嗽痰多：贝母（去心）、杏仁（汤浸、去皮尖、炒研）各45克，炙甘草1克。研末蜜丸，含化咽津。

补骨脂（宋·《开宝》）

【释名】破故纸（《开宝》），婆固脂（《药性论》），胡韭子（《日华》）。

子

【气味】辛，大温，无毒。

【主治】五劳七伤，风虚冷，骨髓伤败，肾冷精流，及妇人血气堕胎。

【附方】

脾肾虚泻：用补骨脂炒半斤，肉豆蔻生用四两，为末，肥枣丸研膏，和丸梧子大，每空腹米饮服五七十丸。（《本事方》）

【别名】骨脂、故子、故纸、故脂子、破故脂、破故纸、破骨子。

【来源】本品为豆科植物补骨脂的干燥成熟果实。

【形态特征】一年生草本，高60～150厘米，全株有白色毛及黑褐色腺点。茎直立。叶互生，多为单叶，仅枝端的叶有时侧生1枚小叶；叶片阔卵形至三角状卵形，先端钝或圆，基部圆或心形，边缘有不整齐的锯齿。花多数，密集成近头状的总状花序，腋生；花冠蝶形，淡紫色或白色。荚果近椭圆形，果皮黑色，与种子黏贴。

【生境分布】生长于山坡、溪边、田边。主要分布于河南、四川两省，陕西、山西、江西、安徽、广东、贵州等地也有分布。

【性味归经】辛、苦，温。归肾、脾经。

【功能主治】温肾助阳，纳气平喘，温脾止泻；外用消风祛斑。主治肾阳不足，阳痿遗精，遗尿尿频，腰膝冷痛，肾虚作喘，五更泄泻；外用治白癜风，斑秃。

【用量用法】内服：6～10克，煎服；或入丸、散。外用：适量，20%～30%酊剂涂患处。

【使用禁忌】本品温燥，伤阴助火，故阴虚火旺、大便秘结者不宜。

【精选验方】

慢性支气管炎：补骨脂、核桃仁各等量。共研为末，每日早晚各冲服15克。

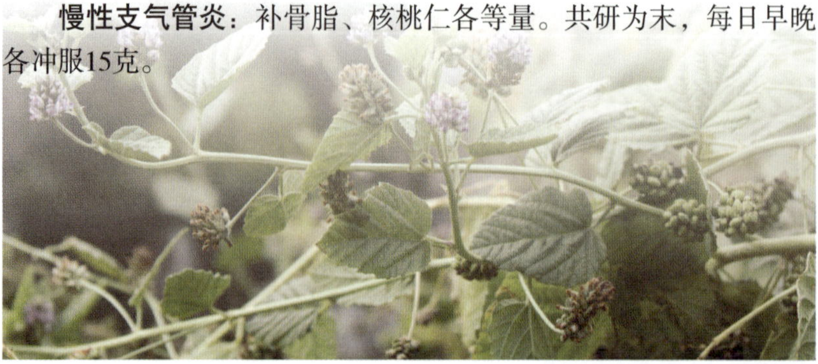

天门冬（《本经上品》）

【释名】 颠勒（《本经》），颠棘（《尔雅》），天棘（《纲目》），万岁藤。

根

【气味】 苦，平，无毒。

【主治】 诸暴风湿偏痹，强骨髓，杀三虫，去伏尸。久服轻身益气延年。不饥。

【附方】

虚劳体痛： 天门冬末，酒服方寸匕，日三，忌鲤鱼。（《千金方》）

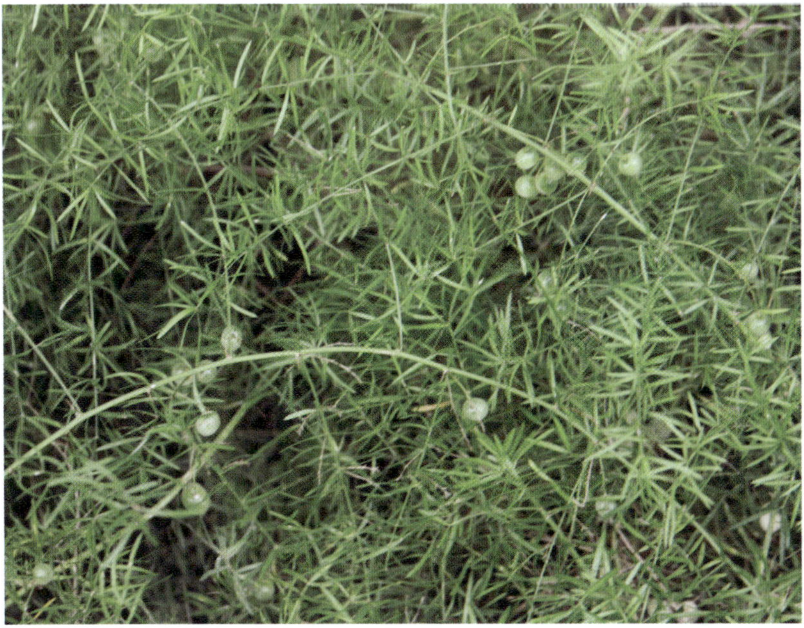

【别名】 天门冬、天文冬、肥天冬、大天冬、润天冬、鲜天冬、朱天冬。

【来源】 本品为百合科植物天冬的干燥块根。

【形态特征】 攀援状多年生草本。块根肉质，簇生，长椭圆形或纺锤形，灰黄色。茎细，常扭曲多分枝，有纵槽纹。主茎鳞片状叶，顶端尖长，叶基部伸长为2.5～3厘米飞硬刺，在分支上的刺较短或不明显，叶状枝2～3枚簇生叶腋，扁平有棱，镰刀状。花通常2朵腋生，淡绿色，单性，雌雄异株，雄花花被6，雄蕊6枚，雌花与雄花大小相似，具6枚退化雄蕊。浆果球形，熟时红色，有种子一粒。

【生境分布】 生长于阴湿的山野林边、山坡草丛或丘陵地带灌木丛中。主产贵州、四川、广西、浙江、云南等地。陕西、甘肃、湖北、安徽、河南、江西也产。

【性味归经】 甘、苦，寒。归肺、肾经。

【功能主治】 养阴润燥，清肺生津。主治肺燥干咳，虚劳咳嗽，腰膝酸痛，骨蒸潮热，内热消渴，热病津伤，咽干口渴，肠燥便秘，心烦失眠。

【用量用法】 内服：6～12克，煎服。

【使用禁忌】 脾胃虚寒，食少便溏者不宜。外感风寒咳嗽、虚寒泄泻忌用。

【精选验方】

阴虚咳嗽： 天冬、生地黄、沙参各20克。水煎服，每日1剂，分2～3次服。

支气管炎，痰中带血： 天冬15克，配生地黄12克，藕节、沙参各9克。水煎服。

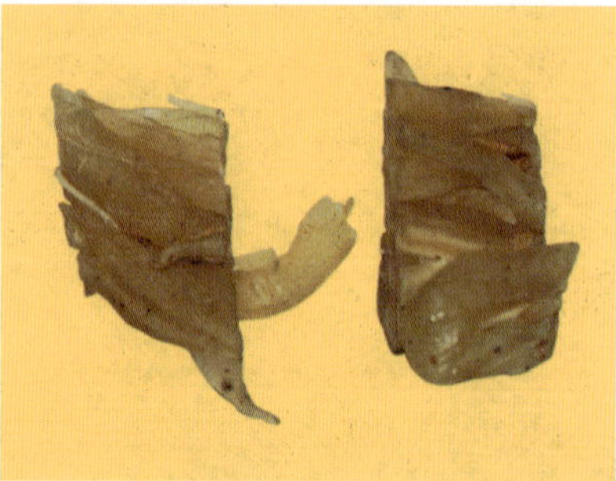

莱菔

（《唐本草》）

【释名】萝卜，雹突（《尔雅》），紫花菘（《尔雅》），温菘（《尔雅》），土酥。

【气味】根：辛，甘。叶：辛，苦，温，无毒。

【主治】散服及炮煮服食，大下气，消谷和中，去痰癖，肥健人；生捣汁服，止消渴，试大有验。

【附方】

肺痿咳血：萝卜，和羊肉或鲫鱼，煮熟频食。（《普济方》）

喉痹肿痛：萝卜汁和皂荚浆服，取吐。（《普济方》）

子

【气味】辛，甘，平，无毒。

【主治】下气定喘治痰，消食除胀，利大小便，止气痛，下痢后重，发疮疹。

【附方】

上气痰嗽：喘促唾脓血，以莱菔子一合，研细煎汤，食上服之。（《食医心镜》）

肺痰咳嗽：莱菔子半升淘净焙干，炒黄为末，以糖和，丸芡子大。绵裹含之，咽汁甚妙。（《胜金方》）

久嗽痰喘：萝卜子炒，杏仁去皮尖炒，等份，蒸饼丸麻子大。每服三五丸，时时津咽。（《医学集成》）

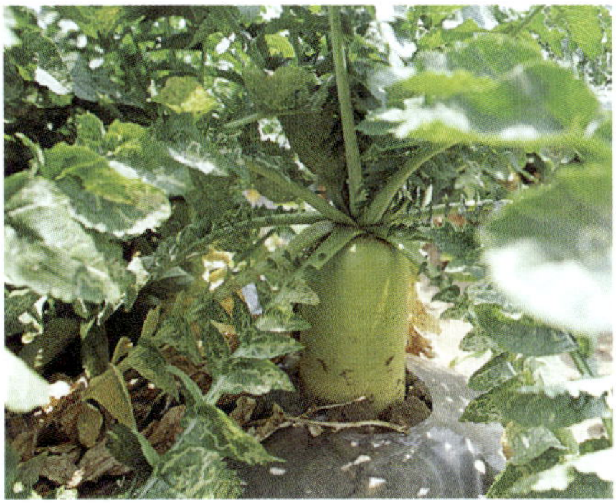

【别名】萝卜子、萝白子、菜头子。

【来源】本品为十字花科植物萝卜的干燥成熟种子。

【形态特征】根肉质。茎高1米，多分枝，稍有白粉。基生叶大头状羽裂，侧生裂片4～6对，向基部渐缩小，有粗糙毛；茎生叶长圆形至披针形，边缘有锯齿或缺刻，很少全缘。总状花序顶生，花淡紫红色或白色，直径15～20毫米。长角果肉质，圆柱形。

【生境分布】我国各地均产。

【性味归经】辛、甘，平。归脾、胃、肺经。

【功能主治】消食除胀，降气化痰。主治饮食停滞，脘腹胀痛，大便秘结，积滞泻痢，痰壅喘咳。

【用量用法】内服：5～12克，水煎服。生用治风痰，炒用消食下气化痰。

【使用禁忌】本品辛散耗气，气虚及无积滞者忌用。不宜与人参同用。

【精选验方】

久咳痰喘，咳嗽气急多痰：莱菔子、葶苈子各3克，紫苏子9克。水煎服。

肺痿咳血：萝卜加羊肉或者鲫鱼煮熟，频食。

慢性支气管炎：莱菔子10克，诃黎勒3克，鲜猪肺200克。将鲜猪肺洗净后同莱菔子、诃黎勒共煮烂，去药渣，每日分2次连汤服下。

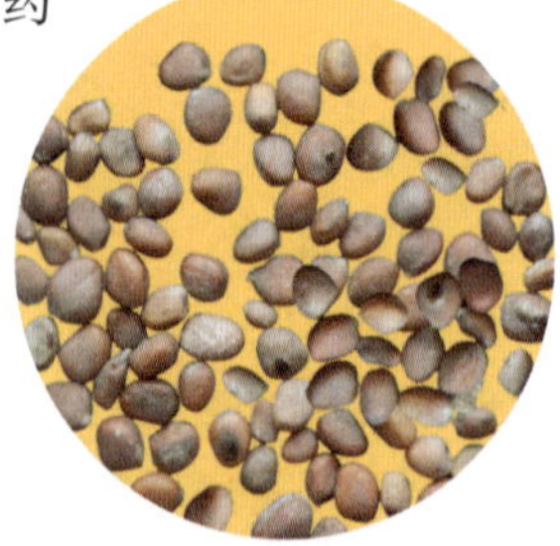

慢性支气管炎：炒莱菔子、紫苏子各9克，白芥子4.5克，煎服。或炒莱菔子、牛蒡子、苦杏仁各9克。水煎服。

肺热咳嗽：萝卜汁冲饮10克，加冰糖15克，溶化，每日1剂，分2次服用。

杏

（《别录下品》）

【释名】甜梅。

核仁

【气味】甘，温，有小毒。

【主治】咳逆上气雷鸣，喉痹，下气，产褥金疮，寒心奔豚。

【附方】

咳嗽：用杏仁二升（山中者不用，去双仁者），以童子小便一斗浸之，春夏七日，秋冬二七日，连皮尖于砂盆中研滤取汁，煮令鱼眼沸，候软如面糊即成，以粗布摊曝之，可丸即丸服之。食前后总须服三五十丸，茶、酒任下。忌白水粥。（《刘禹锡传信方》）

咳嗽寒热，旦夕加重，少喜多嗔，面色不润，忽进忽退，积渐少食，脉弦紧者：杏仁半斤去皮尖，童子小便浸七日，漉出温水掏洗，砂盆内研如泥，以小便三升煎如膏。每服一钱，熟水下。妇人室女服之，尤妙。（《千金方》）

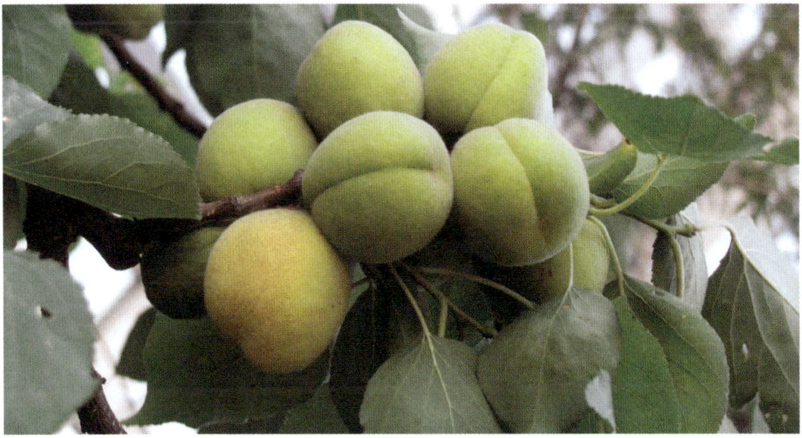

别名】杏仁、北杏、光北杏、光中杏。

【来源】本品为蔷薇科植物山杏、西伯利亚杏、东北杏或杏的干燥成熟种子。

【形态特征】落叶乔木，高达10米。叶互生，广卵形或卵圆形，先端短尖或渐尖，基部阔楔形或截形，边缘具细锯齿或不明显的重锯齿；叶柄多带红色，近基部有2腺体。花单生，先叶开放，几无花梗；萼筒钟状，带暗红色，萼片5，裂片比萼筒稍短，花后反折；花瓣白色或粉红色。核果近圆形，果肉薄，种子味苦。核坚硬，扁心形，沿腹缝有沟。

【生境分布】多栽培于低山地或丘陵山地。我国大部分地区均产，分布于东北各省，以内蒙古、辽宁、河北、吉林产量最大。山东产品质优。

【约物性能】苦，微温；有小毒。归肺、大肠经。

【功能主治】止咳平喘，润肠通便。主治咳嗽气喘，胸满痰多，肠燥便秘。

【用量用法】内服：煎汤，5～10克，打碎入煎。外用：适量。

【使用禁忌】阴虚咳喘及大便溏泻者忌用。内服不宜过量，以免中毒，婴儿慎用。

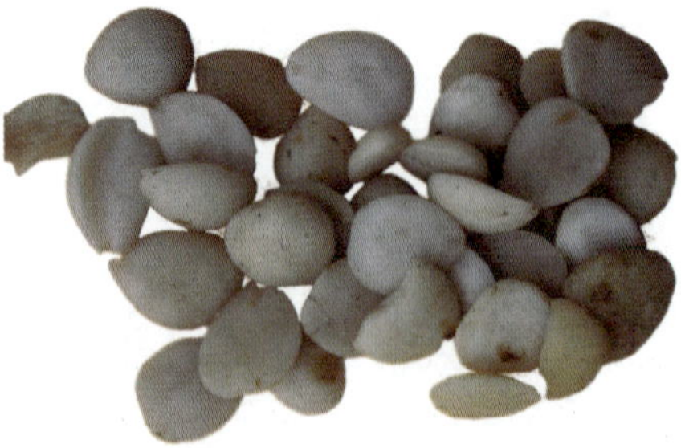

【精选验方】

咳嗽气喘：杏仁、紫苏子各9克，麻黄、贝母、甘草各6克。水煎服。

慢性支气管炎：苦杏仁、冰糖各4.5克。研末混匀，水冲服。

山楂（《唐本草》）

【释名】 鼠楂（《唐本》），猴楂（《危氏》），茅楂（《日用》），山里果（《食鉴》）。

实

【气味】 酸，冷，无毒。

【主治】 煮汁服，止水痢。沐头洗身，治疮痒。煮汁洗漆疮，多瘥。治腰痛有效。消食积，补脾，治小儿疝气，发小儿疮疹。健胃，行结气。治妇人产后枕痛，恶露不尽，煎汁入砂糖服之，立效。化饮食，消肉积症瘕，痰饮痞满吞酸，滞血痛胀。化血块气块，活血。

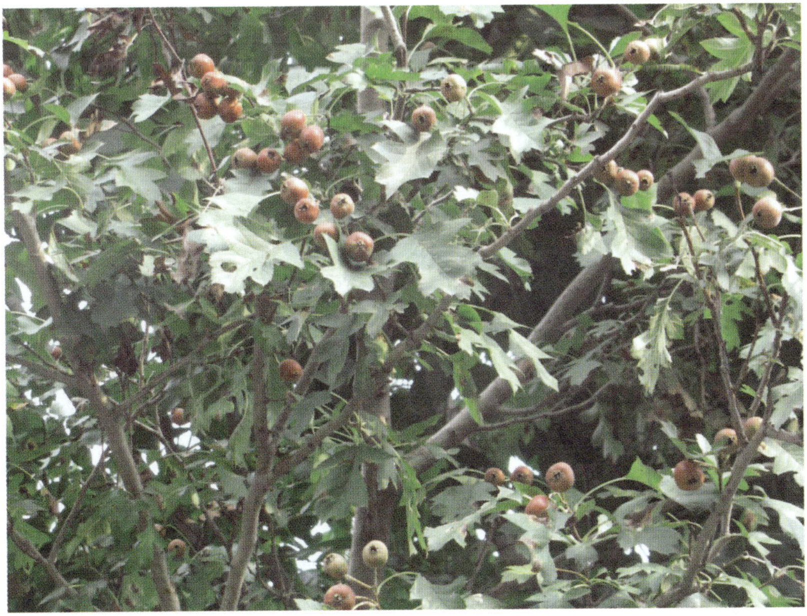

【别名】山梨、酸查、山查、鼠楂、茅楂、赤爪实、赤爪子、棠棣子。

【来源】本品为蔷薇科落叶小乔木山里红或山楂的成熟果实。

【形态特征】落叶乔木，高达7米。小枝紫褐色，老枝灰褐色，枝有刺。单叶互生或多数簇生长于短枝先端；叶片宽卵形或三角状卵形，叶片小，分裂较深。叶柄无毛。伞房花序，花白色，萼筒扩钟状。梨果近球形，深红色。

【生境分布】生长于山谷或山地灌木丛中。全国大部分地区均产。

【性味归经】酸、甘，微温。归脾、胃、肝经。

【功能主治】消食健胃，行气散瘀，化浊降脂。主治肉食积滞，胃脘胀满，食积泻痢，腹痛，瘀血经闭，产后瘀阻，胸痹心痛，疝气疼痛，高脂血症。焦山楂消食导滞作用增强。用于肉食积滞，泻痢不爽。

【用量用法】内服：9～12克，大剂量可用至30克，煎服（生用消食散瘀；炒山楂收敛止泻）；或入丸、散。

【使用禁忌】对胃酸过多、胃溃疡患者慎用；脾胃虚弱无积滞者慎用。

【精选验方】

慢性支气管炎：山楂、生姜各50克，柏子仁10克，蜂蜜60克。将山楂、生姜、柏子仁共研为末，用蜂蜜调和，加入红糖拌匀，放碗内蒸熟后分5日服用，每日1份，分2次服，连服1个月。

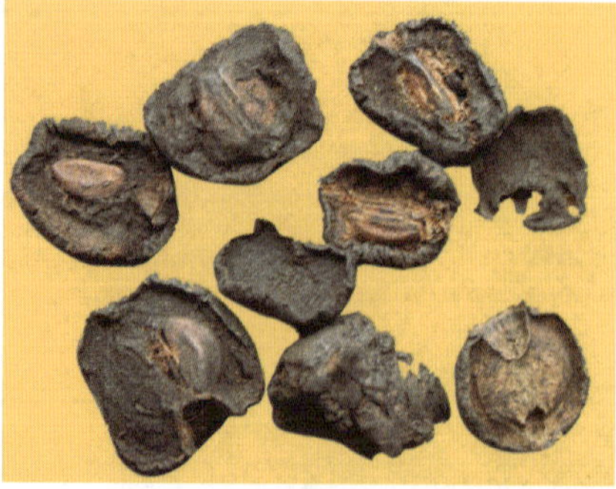

胡桃 （宋·《开宝》）

【释名】羌桃（《名物志》），核桃。

核仁

【气味】甘，平，温，无毒。

【主治】食之令人肥健，润肌，黑须发。多食利小便，去五痔。捣和糊粉，拔白须发，内孔中，则生黑毛。烧存性，和松脂研，敷瘰疬疮。

【附方】

痰喘咳嗽：核桃仁去皮、杏仁去皮尖、生姜各一两，研膏，入炼蜜少许和，丸弹子大。每卧时嚼一丸，姜汤下。（《普济方》）

久嗽不止：核桃仁五十个煮熟去皮，人参五两，杏仁三百五十个，麸炒汤浸去皮，研匀，入炼蜜，丸梧子大。每空腹细嚼一丸，人参汤下。临卧再服。（《萧大尹方》）

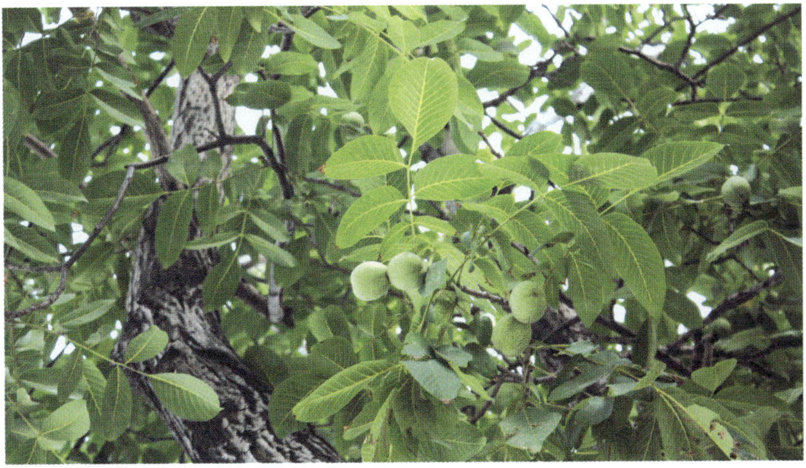

【别名】 胡桃仁、胡桃肉。

【来源】 本品为胡桃科植物胡桃的干燥成熟种子。

【形态特征】 落叶乔木，高30～35米。枝幼时被短腺毛，髓部片状。单数羽状复叶，小叶5～11片，长圆状卵形、椭圆形或倒卵形，长5～13厘米，宽2～7厘米，先端钝或锐尖，基部圆形，或略偏斜，全缘，幼时有波状锯齿，上面无毛，下面幼时脉腋间有毛。花单性，雌雄同株；雄花集成葇荑花序，腋生，下垂，长5～12厘米，花小而密生；苞片1，矩圆形，两侧2小苞片长卵形，花被通常3片，苞片及花被均被白色柔毛；雄蕊15～30；雌花序生长于幼枝顶端，排列成穗状；苞片3，长卵形；花被4裂，裂片线形；子房下位，花柱短，柱头2裂。果实近球形，径3～5厘米，外果皮肉质，灰绿色，有棕色斑点；内果皮坚硬，有浅皱褶，黄褐色。花期4～5月，果期10月。

【生境分布】 喜生长于较温润的肥沃土壤中，多栽培于平地。各地均有栽培，分布于华北、东北、西北地区。

【性味归经】 甘，温。归肾、肺、大肠经。

【功能主治】 补肾益精，补肺定喘，润肠通便。主治肾阳不足，腰膝酸软，阳痿遗精，虚寒喘嗽，肠燥便秘。

【用量用法】 内服：9～30克，入汤、丸、散、膏、粥等。

【使用禁忌】 肺热咳嗽、阴虚有热者忌服。

【精选验方】

虚寒咳喘，腰腿疼痛： 核桃仁1克，补骨脂0.5克。研末，蜜调如饴服。

久咳不止： 核桃仁50个，人参120克，杏仁250个。研为细末，炼蜜为丸，每日2次，空腹时服1丸，睡前再服2丸，均用人参汤送服。

支气管炎，虚劳咳嗽： 核桃仁100克，甜瓜仁60克，生姜汁30毫升，蜂蜜30克。将前两味药捣烂如泥，加入姜汁和蜂蜜调匀，每晚睡前服10克。

慢性支气管炎：核桃仁400克，大枣肉、红糖各500克，炒杏仁（去皮、尖）、生姜各250克，党参120克。将上药共捣成泥状，入蒸笼蒸1～2小时，取出放罐内备用。每次20～30克，每日3次，空腹时服下。

慢性支气管炎：核桃仁、冰糖、蜂蜜各30克，杏仁15克。水煎服。

甘蔗 （《别录中品》）

【释名】竿蔗（《草木状》）。

蔗

【气味】甘，平，涩，无毒。

【主治】下气和中，助脾气，利大肠。

【附方】

虚热咳嗽，口干涕唾：用甘蔗汁一升半，青粱米四合，煮粥。日食二次，极润心肺。（《董氏方》）

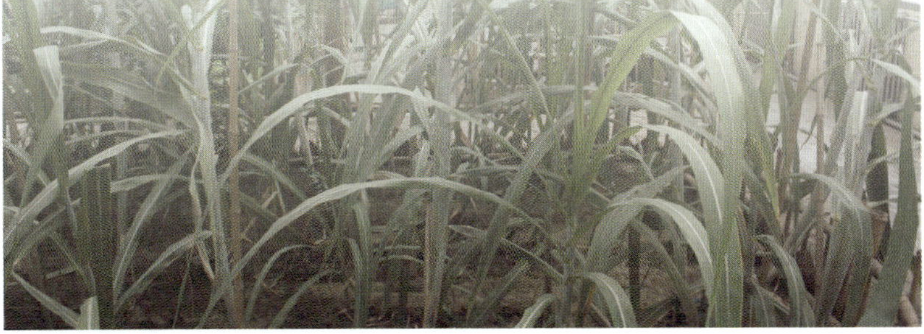

【别名】 薯蔗、竿蔗、糖梗、干蔗、接肠草。

【来源】 本品为禾本科植物甘蔗的茎秆。

【形态特征】 多年生草本。秆高约3米，粗2～5厘米，绿色或棕红色，秆在花序以下有白色丝状毛。叶鞘长于节间，无毛，仅鞘口有毛；叶舌膜质，截平，长约2毫米；叶片扁平，两面无毛，具白色肥厚的主肪，长40～80厘米，宽约20毫米。花序大型，长达60厘米，主轴具白色丝状毛；穗轴节间长7～12厘米，边缘疏生长纤毛；无柄小穗披针形，长4.5～5毫米，基盘有长于小穗2～3倍的丝状毛；颖的上部膜质，边缘有小毛，第1颖先端稍钝，具2脊，4脉，第2颖舟形，具3脉，先端锐尖；第1外稃长圆状披针形，有1脉，先端尖，第2外稃狭窄成线形，长约3毫米，第2内稃披针形，长约2毫米。有柄小穗和无柄小穗相似；小穗柄长3～4毫米，无毛，先端稍膨大。花、果期秋季。

【生境分布】 为我国南方各地常见有栽培植物。

【性味归经】 甘，寒。归肺、脾、胃经。

【功能主治】 清热生津，润燥和中，解毒。主治烦热，消渴，呕哕反胃，虚热咳嗽，大便燥结，痈疽疮肿。

【用量用法】 内服：甘蔗汁，30～90克；或榨汁饮。外用：适量，捣敷。

【使用禁忌】 脾胃虚寒者慎服。

【精选验方】

痰气喘急： 甘蔗汁半碗，用生薯蓣半碗捣烂，和匀，热饮立止。

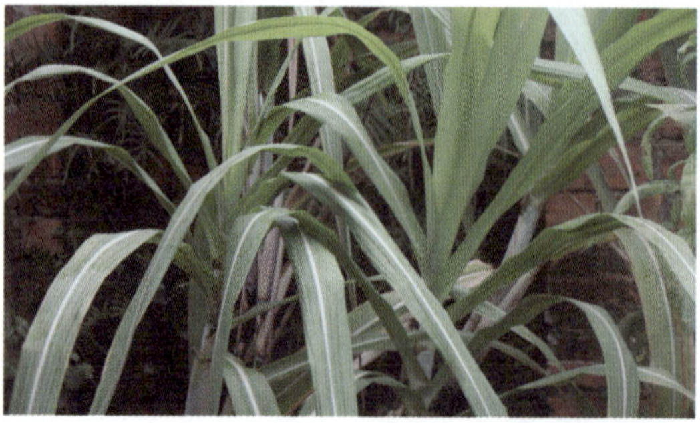

射干

（《本经下品》）

【释名】乌扇（《本经》），乌吹（《别录》），乌蒲（《本经》），凤翼（《拾遗》），扁竹（《纲目》）。

根

【气味】苦，平，有毒。

【主治】咳逆上气，喉痹咽痛，不得消息，散结气，腹中邪逆，食饮大热。疗老血在心脾间，咳唾，言语气臭，散胸中热气，苦酒摩涂毒肿。治疰气，消淤血，通女人月闭。消痰，破症结，胸膈满腹胀，气喘痃癖，开胃下食，镇肝明目。治肺气喉痹为佳。去胃中痈疮。利积痰疝毒，消结核。降实火，利大肠，治疟母。

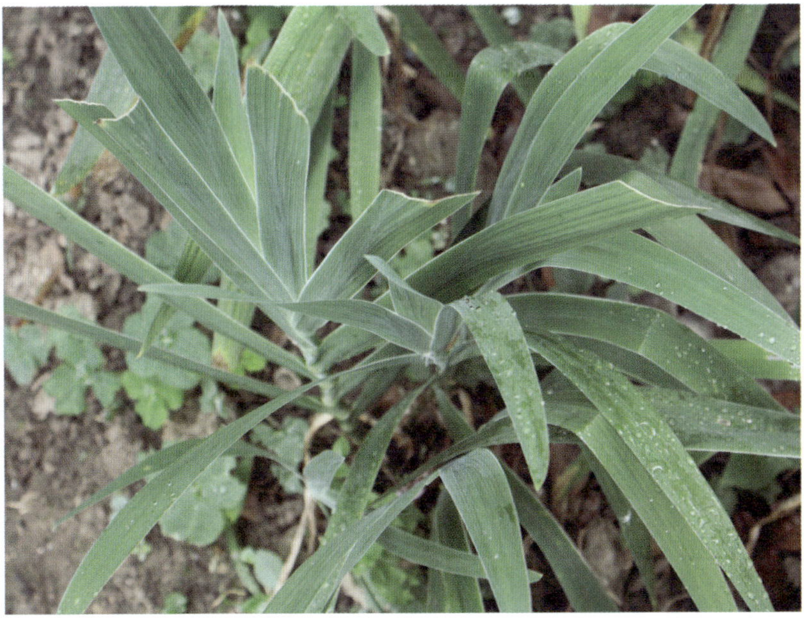

【别名】寸干、乌扇、鬼扇、乌蒲、山蒲扇、野萱花、金蝴蝶。

【来源】本品为鸢尾科多年生草本植物射干的干燥根茎。

【形态特征】多年生草本，高50～120厘米，根茎横走，呈结节状。叶剑形，扁平，嵌迭状排成二列，叶长25～60厘米，宽2～4厘米。伞房花序，顶生，总花梗和小花梗基部具膜质苞片，花桔红色，散生暗色斑点，花被片6，雄蕊3枚，子房下位，柱头3浅裂。蒴果倒卵圆形，种子黑色。根茎呈不规则结节状，有分枝，长3～10厘米，直径1～2厘米。

【生境分布】生长于林下或山坡。分布于湖北、河南、江苏、安徽等地。

【性味归经】苦，寒。归肺经。

【功能主治】清热解毒，消痰，利咽。主治热毒痰火郁结，咽喉肿痛，痰涎壅盛，咳嗽气喘。

【用量用法】内服：3～10克，煎服。

【使用禁忌】孕妇忌用或慎用。

【精选验方】

慢性支气管炎（对肾虚、寒痰喘咳者）：用射干配麻黄、大枣、细辛、生姜、紫菀、半夏、冬花、五味子，如射干麻黄汤，可加用熟地黄、狗脊、巴戟天、枸杞子、补骨脂、菟丝子等，以便可以标本同治虚实兼顾，控制症状，减少复发。

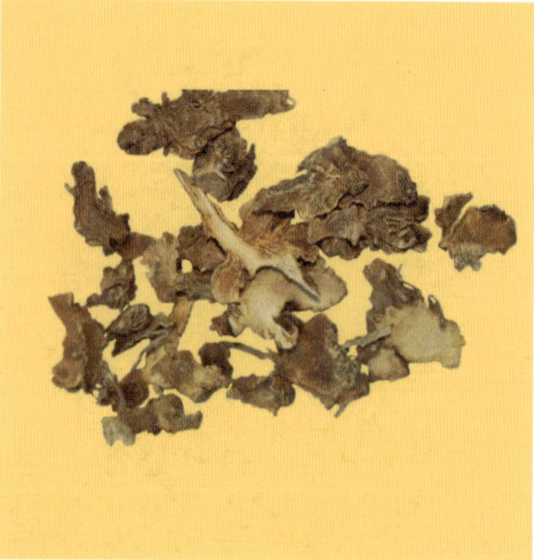

艾

（《别录中品》）

【释名】 冰台（《尔雅》），医草（《别录》），黄草（《埤雅》），艾蒿。

叶

【气味】 苦，微温，无毒。

【主治】 灸百病。可作煎，止吐血下痢，下部疮，妇人漏血，利阴气，生肌肉，辟风寒，使人有子。作煎勿令见风。

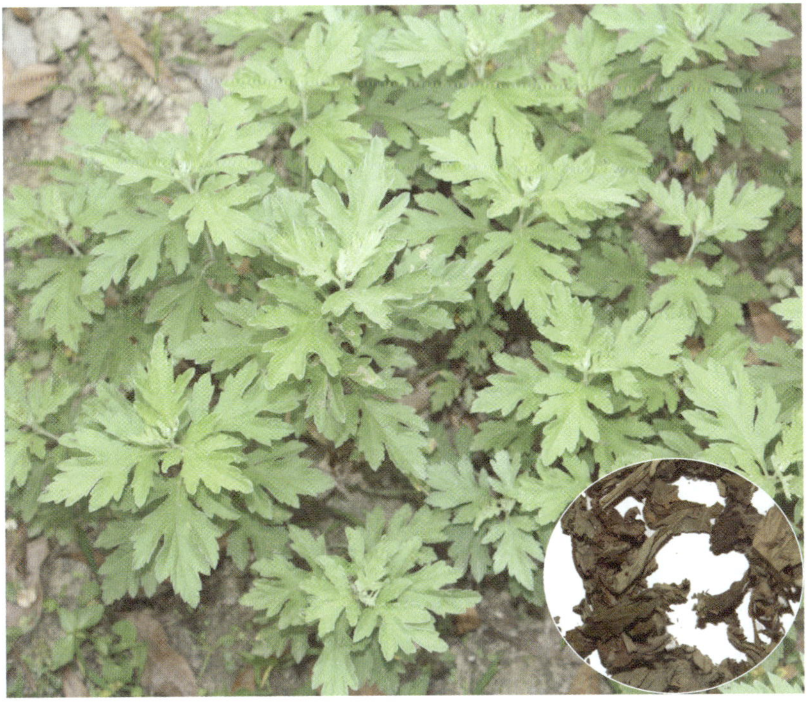

【别名】冰台、艾蒿、医草、蕲艾、艾蓬、野莲头、阿及艾、狼尾蒿子。

【来源】本品为菊科植物艾的干燥叶。

【形态特征】多年生草本，高45～120厘米；茎具明显棱条，上部分枝，被白色短绵毛。单叶，互生，茎中部叶卵状三角形或椭圆形，有柄，羽状深裂，两侧2对裂片椭圆形至椭圆状披针形，中间又常3裂，裂片边缘均具锯齿，上面暗绿色，密布小腺点，稀被白色柔毛，下面灰绿色，密被白色绒毛；茎顶部叶叶全缘或3裂。头状花序排列成复总状，总苞卵形，密被灰白色丝状茸毛；筒状小花带红色，外层雌性花，内层两性花。瘦果长圆形、无冠毛。

【生境分布】生长于荒地、林缘，有栽培。全国大部分地区均产。全国大部分地区均产，以湖北蕲州产者为佳。

【性味归经】辛、苦，温；有小毒。归肝、脾、肾经。

【功能主治】温经止血，散寒止痛，外用祛湿止痒。主治吐血，衄血，便血，崩漏，月经过多，胎漏下血，少腹冷痛，经寒不调，痛经，宫冷不孕；心腹冷痛，久泻久痢，外治皮肤瘙痒。醋艾炭温经止血，用于虚寒性出血。

【用量用法】内服：3～9克，煎服。外用：适量。

【使用禁忌】阴虚血热者慎用。

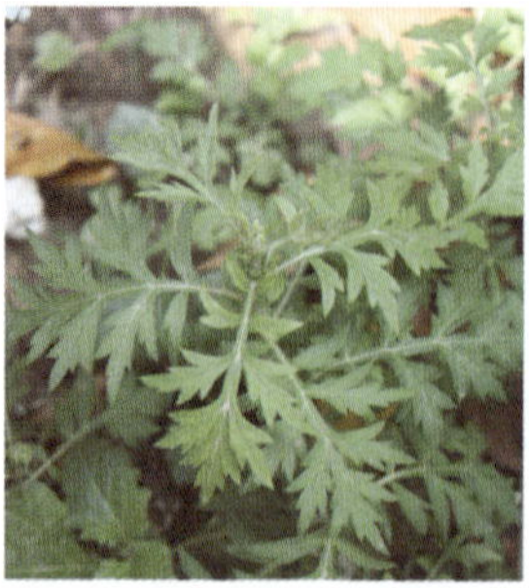

【精选验方】

慢性支气管炎：取干艾叶500克或鲜艾叶1 000克，洗净，切碎，放入4 000毫升水中浸泡4～6小时，煎煮过滤，约得滤液3 000毫升，加入适量调味剂及防腐剂。每日3次，每次30～60毫升，或制成注射液，每日2次，每次肌注2～4毫升。

芫花

（《本经下品》）

【释名】杜芫（《别录》），赤芫（《吴普》），去水（《本经》），头痛花（《纲目》）。

【气味】辛，温，有小毒。

【主治】咳逆道上气，喉鸣喘，咽肿短气，蛊毒鬼疟，疝瘕痈肿。杀虫鱼。

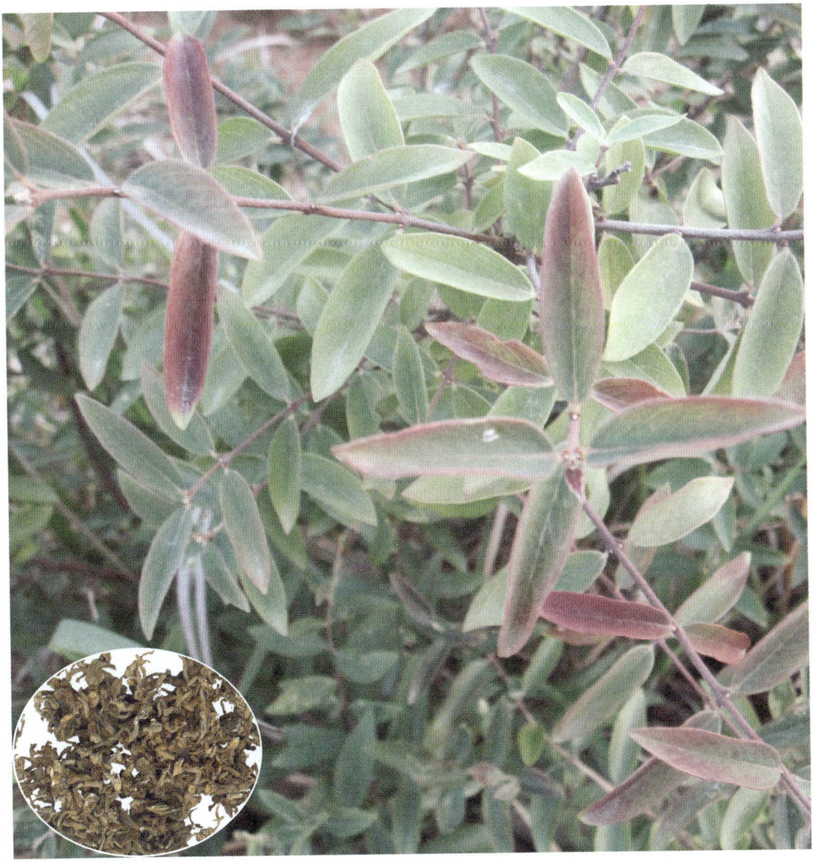

【别名】莞花、南芫花、芫花条、药鱼草、头痛花、闷头花、老鼠花。

【来源】本品为瑞香科落叶灌木植物芫花的干燥花蕾。

【形态特征】本品为落叶灌木，幼枝密被淡黄色绢毛，柔韧。单叶对生，稀互生，具短柄或近无柄。叶片长椭圆形或卵状披针形，长2.5～5厘米，宽0.5～2厘米，先端急尖，基部楔形，幼叶下面密被淡黄色绢状毛。花先叶开放，淡紫色或淡紫红色，3～7朵排成聚伞花丛，顶生及腋生，通常集于枝顶；花被筒状，长1.5厘米，外被绢毛，裂片4，卵形，约为花全长的1/3；雄蕊8枚，2轮，分别着生长于花被筒中部及上部；子房密被淡黄色柔毛。核果长圆形，白色。

【生境分布】生长于路旁及山坡林间。分布于长江流域以南及山东、河南、陕西。

【性味归经】苦、辛，温；有毒。归肺、脾、肾经。

【功能主治】泻水逐饮；外用杀虫疗疮。主治水肿胀满，胸腹积水，痰饮积聚，气逆咳喘，二便不利；外治疥癣秃疮，痈肿，冻疮。

【用量用法】内服：1.5～3克，煎服；醋芫花研末吞服，每次0.6～0.9克，每日1次。外用：适量。

【使用禁忌】孕妇禁用；不宜与甘草同用。

【精选验方】

慢性支气管炎：芫花与大枣同煎，单吃大枣，有良好效果。

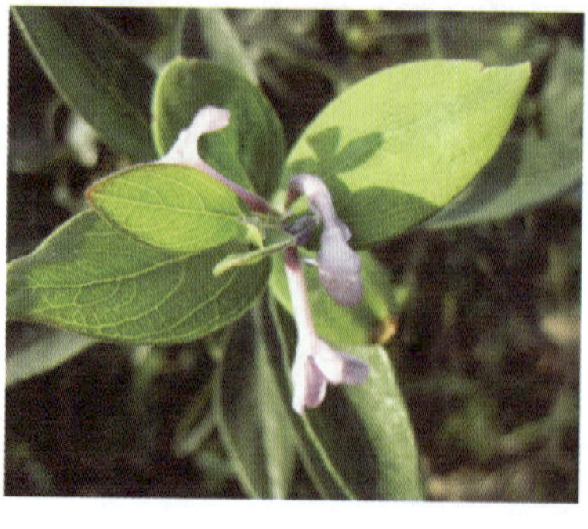

慢性支气管炎·风热型

桔梗 （《本经下品》）

【释名】白药（《别录》），梗草（《别录》）。

根

【气味】辛，微温，有小毒。

【主治】胸胁痛如刀刺，腹满肠鸣幽幽，惊恐悸气。

【附方】

肺痈咳嗽：桔梗一两，甘草二两，水三升，煮一升，分温再服。朝暮吐脓血则瘥。（《金匮玉函方》）

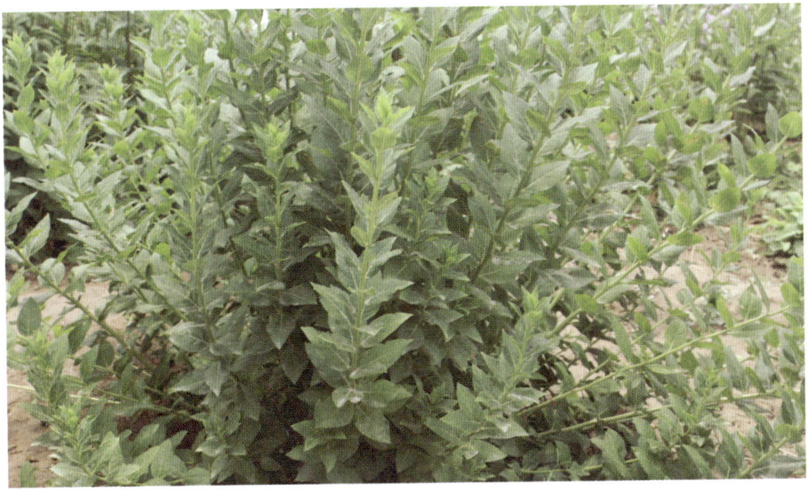

【别名】白药、梗草、卢茹、苦梗、大药、苦菜根。

【来源】本品为桔梗科植物桔梗的干燥根。

【形态特征】年生草本，体内有白色乳汁，全株光滑无毛。根粗大，圆锥形或有分叉，外皮黄褐色。茎直立，有分枝。叶多为互生，少数对生，近无柄，叶片长卵形，边缘有锯齿。花大形，单生长于茎顶或数朵成疏生的总状花序；花冠钟形，蓝紫色，蓝白色，白色，粉红色。蒴果卵形，熟时顶端开裂。

【生境分布】适宜在土层深厚、排水良好、土质疏松而含腐殖质的砂质壤土上栽培。我国大部分地区均产。以华北、东北地区产量较大，华东地区、安徽产品质量较优。

【性味归经】苦、辛，平。归肺经。

【功能主治】宣肺化痰，利咽，排脓。主治咳嗽痰多，胸闷不畅，咽痛音哑，肺痈吐脓。

【用量用法】内服：3～10克，煎服。

【使用禁忌】凡阴虚久咳及有咳血倾向者均不宜用。

【精选验方】

肺脓咳嗽、痰多吐脓：桔梗、鱼腥草、冬瓜仁、薏苡仁、芦根、金银花各15克，甘草6克。水煎服。

外感咳嗽：桔梗12克，荆芥、白前各9克，甘草1克。水煎服。

感冒咳嗽，肺炎咳嗽：桔梗、金银花、连翘、甘草、荆芥穗各等份。水煎服。

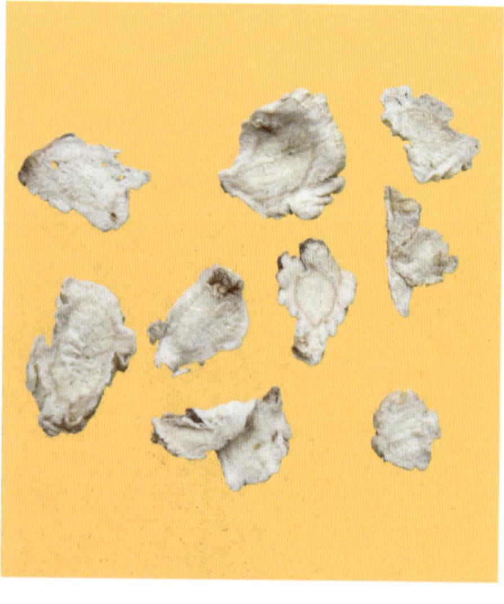

百部

（《别录中品》）

【释名】婆妇草（《日华》），野天门冬（《纲目》）。

根

【气味】甘，微温，无毒。

【主治】咳嗽上气。火炙酒渍饮之。

【附方】

咳嗽：用百部根渍酒。每温服一升，日三服。（《张文仲方》）

咳嗽：用百部、生姜各捣汁等份，煎服二合。（《葛洪方》）

咳嗽：用百部藤根捣自然汁，和蜜等份，沸汤煎膏噙咽。（《续十全方》）

卒咳不止：用百部根，悬火上炙干，每含咽汁，勿令人知。（《普济方》）

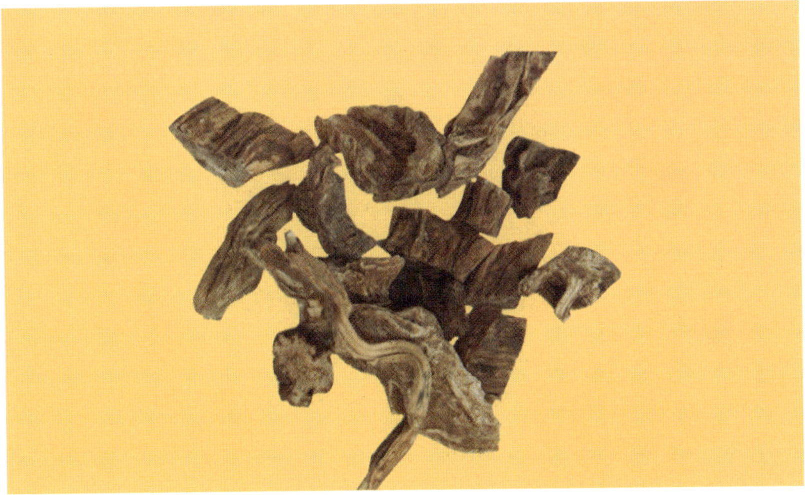

【别名】 百奶、百条根、肥百部、一窝虎、制百部、九丛根、野天门冬。

【来源】 本品为百部科植物直立百部、蔓生百部或对叶百部的干燥块根。

【形态特征】 直立百部：多年生草本，高30～60厘米。茎直立，不分枝，有纵纹。叶常3～4片轮生，偶为5片；卵形、卵状椭圆形至卵状披针形，长3.5～5.5厘米，宽1.8～3.8厘米，先端急尖或渐尖，基部楔形，叶脉通常5条，中间3条特别明显；有短柄或几无柄。花腋生，多数生长于近茎下部呈鳞片状的苞腋间；花梗细长，直立或斜向上。花期3～4月。

蔓生百部：多年生草本，高60～90厘米，全体平滑无毛。根肉质，通常作纺锤形，数个至数十个簇生。茎上部蔓状，具纵纹。叶通常4片轮生；卵形或卵状披针形，长3～9厘米，宽1.5～4厘米，先端锐尖或渐尖，全缘或带微波状，基部圆形或近于截形，偶为浅心形，中脉5～9条；叶柄线形，长1.5～2.5厘米。花梗丝状，长1.5～2.5厘米，其基部贴生长于叶片中脉上，每梗通常单生1花；花被4片，淡绿色，卵状披针形至卵形；雄蕊4，紫色，花丝短，花药内向，线形，顶端有一线形附属体；子房卵形，甚小，无花柱。蒴果广卵形而扁；内有长椭圆形的种子数粒。花期5月，果期7月。

对叶百部：多年生攀援草本，高达5米。块根肉质，纺锤形或圆柱形，长15～30厘米。茎上部缠绕。叶通常对生；广卵形，长8～30厘米，宽2.5～10厘米，基部浅心形，全缘或微波状，叶脉7～11条；叶柄长4～6厘米。花腋生；花下具1披针形的小苞片；花被4片，披针形，黄绿色，有紫色脉纹。蒴果倒卵形而扁。花期5～6月。

【生境分布】 生长于阳坡灌木林下或竹林下。分布于安徽、江苏、湖北、浙江、山东等地。

【性味归经】甘、苦，微温。归肺经。

【功能主治】润肺下气止咳，杀虫灭虱。主治新久咳嗽，肺痨咳嗽，顿咳；外用于头虱，体虱，蛲虫病，阴痒。蜜百部润肺止咳。用于阴虚劳嗽。

【用量用法】内服：3～9克，煎服。外用：适量，水煎或酒浸。

【使用禁忌】易伤胃滑肠，脾虚便溏者慎服。本品且有小毒，服用过量，可引起呼吸中枢麻痹。

【精选验方】

肺痨咳嗽：百部500克，加水4 000毫升煎膏。每次1匙，每日2次，连服半月。

慢性支气管炎：百部20克，水煎2次到60毫升。每次口服20毫升，每日3次。

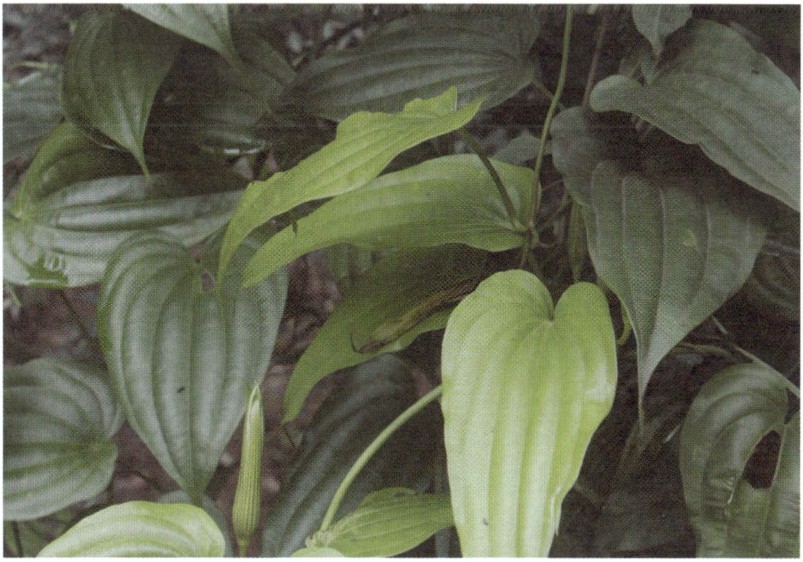

石韦

（《本经中品》）

【释名】 石皮（《别录》），石兰。

【气味】 苦，平，无毒。

【主治】 劳热邪气，五癃闭不通，利小便水道。主崩漏金疮，清肺气。

【附方】

气热咳嗽： 石韦、槟榔等份，为末。姜汤服二钱。（《圣济录》）

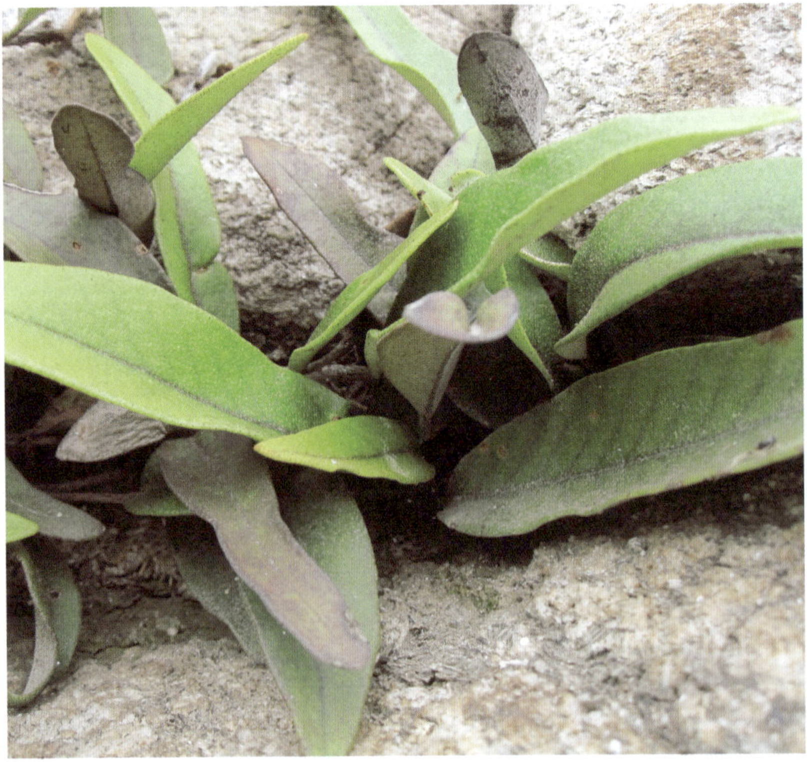

【别名】石樜、石皮、石剑、潭剑，金星草、虹霓剑草。

【来源】本品为水龙骨科多年生常绿草本植物庐山石韦、石韦或有柄石韦的干燥叶。

【形态特征】株高10－30厘米，根茎如粗铁丝，横走，密生鳞片。叶近两型，不育叶和能育叶同形，叶片披针形或长圆披针形，基部楔形，对称。孢子囊群在侧脉间紧密而整齐的排列，初为星状毛包被，成熟时露出，无盖。

【生境分布】生长于山野的岩石上或树上。主产于长江以南各地。

【性味归经】甘、苦，微寒。归肺、膀胱经。

【功能主治】利尿通淋，清肺止咳，凉血止血。主治热淋，血淋，石淋，小便不通，淋沥涩痛，肺热喘咳，吐血，衄血，尿血，崩漏，金疮，痈疽。

【用量用法】内服：6～12克，煎服；大剂量可用至30～60克。

【使用禁忌】阴虚及无湿热者忌服。

【精选验方】

支气管哮喘：4～9岁每日用石韦全草15克，10～15岁30克，16岁以上45克。每30克加水1 000毫升，煎成300毫升，趁热加入冰糖30克，分3次服，3日为1个疗程。

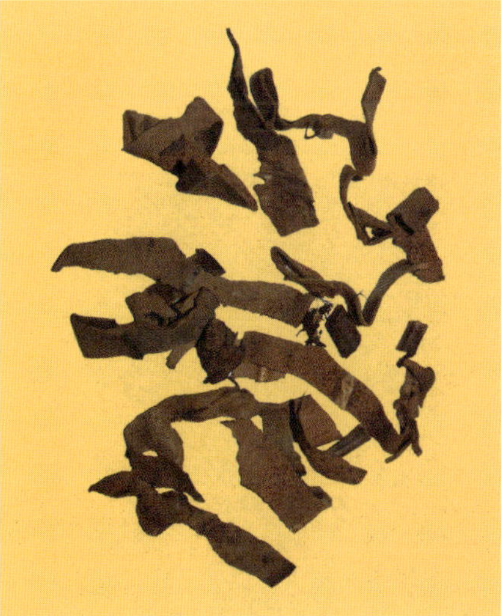

半夏

（《本经下品》）

【释名】守田（《本经》），水玉（《本经》），地文（《别录》），和姑（《本经》）。

根

【气味】辛，平，有毒。

【主治】伤寒寒热，心下坚，胸胀咳逆，头眩，咽喉肿痛，肠鸣，下气止汗。除腹胀。目不得瞑，白浊梦遗带下。

【附方】

肺热痰嗽：制半夏、栝楼仁各一两，为末，姜汁打糊丸梧子大。每服二三十丸，白汤下。或以栝楼瓤煮熟丸。（《济生方》）

热痰咳嗽，烦热面赤，口燥心痛，脉洪数者：用半夏、天南星各一两，黄芩一两半，为末，姜汁浸蒸饼丸梧子大。每服五七十丸，食后姜汤下。（《活法机要》）

湿痰咳嗽，面黄体重，嗜卧惊，兼食不消，脉缓者：用半夏、天南星各一两，白术一两半，为末，薄糊丸梧子大。每服五七十丸，姜汤下。（《活法机要》）

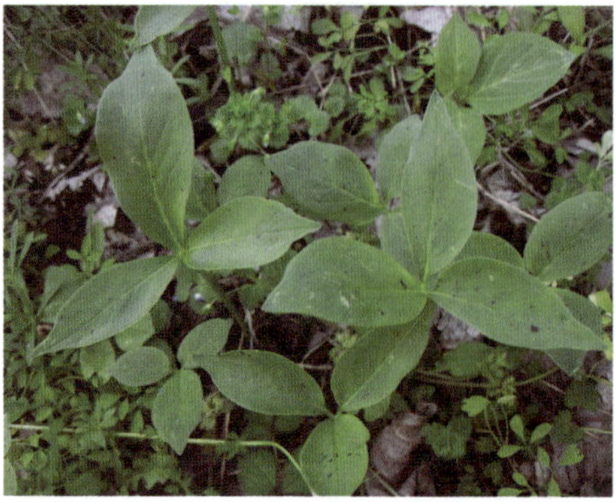

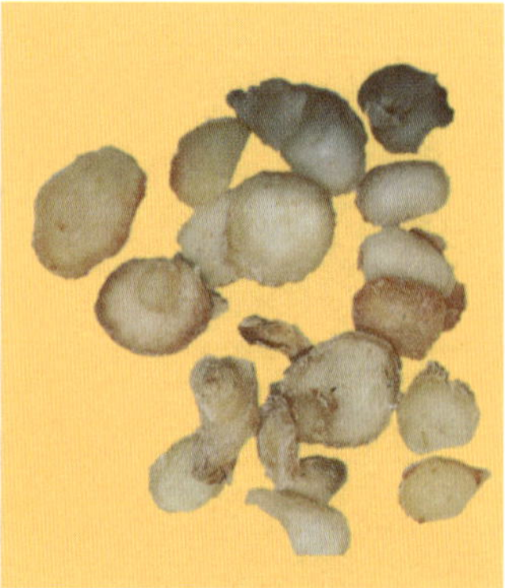

【别名】地文、水玉、示姑、守田、地茨菇、老黄嘴、野芋头。

【来源】本品为天南星科植物半夏的干燥块茎。

【形态特征】多年生小草本，高15~30厘米。块茎近球形。叶基生，一年生的叶为单叶，卵状心形；2~3年后，叶为3小叶的复叶，小叶椭圆形至披针形，中间小叶较大，全缘，两面光滑无毛。叶柄长10~20厘米，下部有1株芽。花单性同株，肉穗花序，花序下部为雌花，贴生长于佛焰苞，中部不育，上部为雄花，花序中轴先端附属物延伸呈鼠尾状，伸出在佛焰苞外。浆果卵状椭圆形，绿色，成熟时红色。

【生境分布】生长于山坡、溪边阴湿的草丛中或林下。我国大部分地区均有。分布于四川、湖北、江苏、安徽等地。以四川、浙江产者量大质优。

【性味归经】辛、温；有毒。归脾、胃、肺经。

【功能主治】燥湿化痰，降逆止呕，消痞散结。主治湿痰寒痰，咳喘痰多，痰饮眩晕，心悸不宁，痰厥头痛，呕吐反胃，胸脘痞闷，梅核气；外治痈肿痰核。

【用量用法】内服：一般炮制后使用，3~9克，煎服。外用：适量，磨汁涂或研末以酒调敷患处。

【使用禁忌】不宜与川乌、制川乌、草乌、制草乌、附子同用；生品内服宜慎。

【精选验方】

湿痰咳嗽：制半夏、茯苓、陈皮各9克，甘草3克，水煎服。

湿痰咳嗽：制半夏9克，蔓荆子15克，生姜3克，陈皮6克。水煎服，每日1剂。

慢性气管炎，咳嗽痰多：制半夏、茯苓、陈皮各10克，甘草6克。水煎服。

天冬

（《本经上品》）

【释名】颠勒（《本经》），颠棘（《尔雅》），天棘（《纲目》），万岁藤。

根

【气味】苦，平，无毒。

【主治】诸暴风湿偏痹，强骨髓，杀三虫，去伏尸。久服轻身益气延年。不饥。

【附方】

积聚风痰，补肺，疗咳嗽失血，润五脏，杀三虫伏尸，除瘟疫，轻身益气，令人不饥：以天门冬流水泡过，去皮心，捣烂取汁，沙锅文武炭火煮，勿令大沸。以十斤为率，熬至三斤，倒入蜜四两，熬至滴水不散，瓶盛埋土中一七，去火毒。每日早晚白汤调服一匙。若动大便，以酒服之。（《医方摘要》）

【精选验方】

咳嗽：天冬、枇杷叶、金银花各10克，桑枝、陈皮各15克。水煎服，每日1剂，分2～3次服。

咳嗽：天冬、薏苡仁、桔梗各20克，白果（去壳）15克，制黄耆50克。水煎服，每日1剂，分2～3次服。

咳嗽：天冬30克，鲜鲫鱼1条。共炖熟，加少许食盐调味服用，每日3次。

干咳：天冬60克，冰糖15克。加水共炖熟，每日2次分服。

丝瓜

（《纲目》）

【释名】天丝瓜（《本事》），天罗（《事类合璧》），蛮瓜（《本事》）。

瓜

【气味】甘，平，无毒（入药用老者）。

【主治】痘疮不快，枯者烧存性，入朱砂研末，蜜水调服，甚妙。煮食，除热利肠。老者烧存性服，去风化痰，凉血解毒，杀虫，通经络，行血脉，下乳汁，治大小便下血，痔漏崩中，黄积，疝痛卵肿，血气作痛，痈疽疮肿。

【附方】

化痰止嗽：天罗（即丝瓜），烧存性为末，枣肉和。丸弹子大。每服一丸，温酒化下。（《摄生众妙方》）

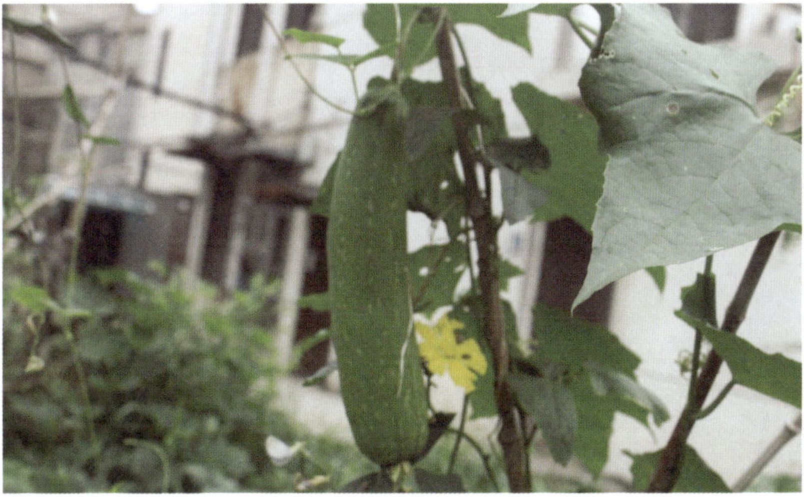

【别名】瓜络、丝瓜筋、丝瓜网、丝瓜壳、絮瓜瓤、丝瓜瓤。

【来源】本品为葫芦科一年生攀援草本植物丝瓜的干燥成熟果实中的维管束。

【形态特征】一年生攀援草本。茎有5棱，光滑或棱上有粗毛；卷须通常3裂。叶片掌状5裂，裂片三角形或披针形，先端渐尖，边缘有锯齿，两面均光滑无毛。雄花的总状花序有梗，长10~15厘米，花瓣分离，黄色或淡黄色，倒卵形，长约4厘米；雌花的花梗长2~10厘米；果实长圆柱形，长20~50厘米，直或稍弯，下垂，无棱角，表面绿色，成熟时黄绿色至褐色，果肉内有强韧的纤维如网状。种子椭圆形，扁平，黑色，边缘有膜质狭翅。花果期8~10月。

【生境分布】我国各地均有栽培。

【性味归经】甘，平。归肺、胃、肝经。

【功能主治】祛风，通络，活血，下乳。主治关节痹痛，肢体拘挛，胸胁胀痛，乳汁不通，乳痈肿痛。

【用量用法】内服：5~12克，煎服。

【使用禁忌】寒嗽、寒痰者慎用。

【精选验方】

肺热咳嗽：丝瓜络4.5~9克。水煎服。

咳喘：丝瓜络20克，桑白皮30克，杏仁15克，鲜豆浆1碗。煎煮，沸后再加白开水1碗，1次顿服。

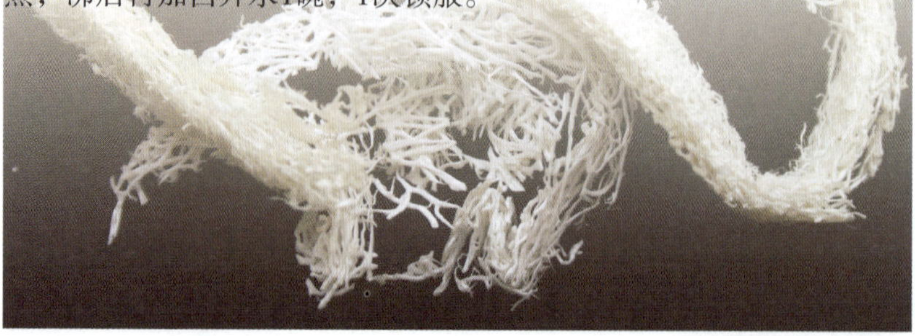

木芙蓉

（《纲目》）

【释名】地芙蓉（《图经》），木莲（《纲目》），华木（《纲目》），拒霜。

叶并花

【气味】微辛，平，无毒。

【主治】清肺凉血，散热散毒，治一切大小痈疽肿毒恶疮，消肿排脓止痛。

【附方】

久咳羸弱：九尖拒霜叶（木芙蓉）为末，以鱼蘸食，屡效。（《危氏得效方》）

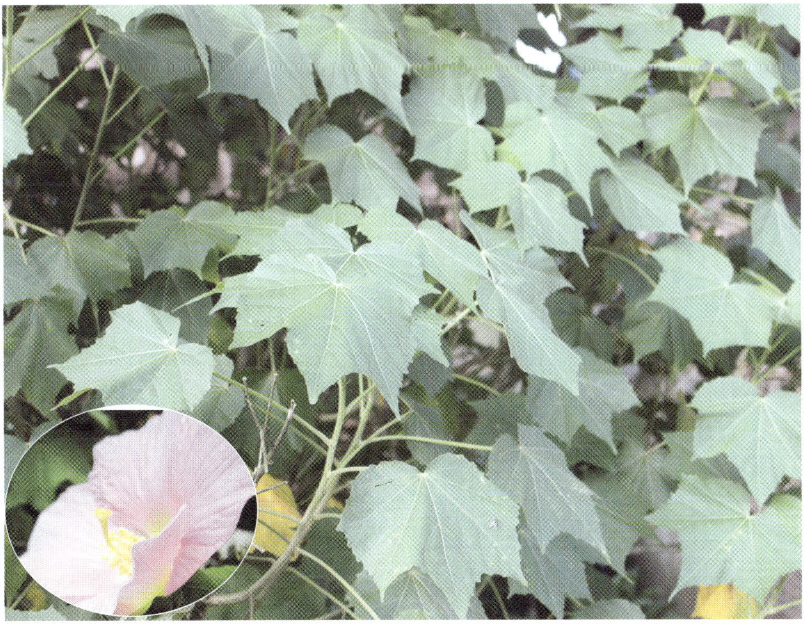

【别名】芙蓉花、拒霜花、七星花、水芙蓉、霜降花、地芙蓉花。

【来源】本品为锦葵科木槿属植物木芙蓉的花。

【形态特征】落叶灌木或小乔木，高2～5米。枝被星状短柔毛。叶大，互生，阔卵形至圆卵形，长10～20厘米，宽9～22厘米，掌状3～5裂，裂片三角形；基部心形，先端短尖或渐尖，边缘有波状钝齿，上面稍有毛，下面密被星状茸毛；叶柄长5～8厘米。花腋生或簇生于枝端，直径7～10厘米；早晨开花时白色或粉红色，至下午变深红色；花梗粗长，被黄褐色毛；小苞片8～10枚，线形，长1.5～2.5厘米，被毛；萼5裂，长3～4厘米，被毛，裂片阔卵形；花冠大而美丽，花瓣5，外面被毛，单瓣或重瓣；雄蕊多数，花丝结合成圆筒形，包围花柱；子房5室，花柱顶端5裂，柱头头状。蒴果球形，室背开裂为5瓣，长约2.5厘米，被粗长毛。种子肾形，有长毛。花期8～10月。

【生境分布】多栽培于庭园。分布全国大部地区。主产浙江、江苏等地。

【性味归经】微辛，平；无毒。归肺、肝经。

【功能主治】清热，凉血，消肿，解毒。主治痈肿，疔疮，烫伤，肺热咳嗽，吐血，崩漏，白带。

【用量用法】内服：6～12可，煎服，鲜品可用至30～60克。外用：研末调敷或捣敷。

【使用禁忌】不宜久服。

【精选验方】

肺痨久咳：鲜木芙蓉花100克，鲜木芙蓉叶200克，烘干研细粉，每服6克；另用鸡蛋（去壳）1只，蜜糖30克，调匀，每日清晨沸水冲服。

白前

（《别录中品》）

【释名】石蓝（《唐本》），嗽药（《唐本》）。

根

【气味】甘，微温，无毒。

【主治】胸胁逆气，咳嗽上气，呼吸欲绝。主一切气，肺气烦闷，贲豚肾气。降气下痰。

【附方】

久嗽唾血：白前、桔梗、桑白皮各三两（炒），甘草一两（炙），水六升，煮一升，分三服。忌猪肉、菘菜。（《外台秘要》）

久咳上气，体肿，短气胀满，昼夜倚壁不得卧，常作水鸡声者：白前汤主之，白前二两，紫菀、半夏各三两，大戟七合，以水一斗，渍一宿，煮取三升，分作数服。禁食羊肉、饴糖大佳。（《深师方》）

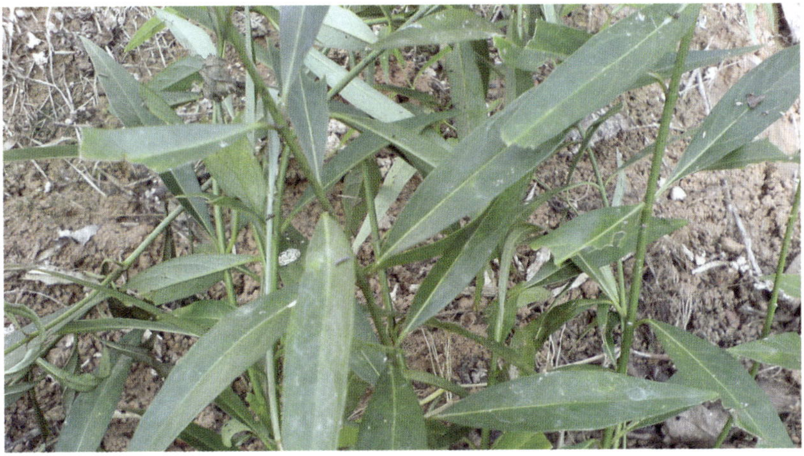

【别名】嗽药、石蓝、水杨柳、鹅白前、草白前、白马虎。

【来源】本品为萝藦科植物柳叶白前或芫花叶白前的干燥根茎及根。

【形态特征】多年生草本，高30～60厘米，根茎匍匐，茎直立，单一，下部木质化。单叶对生，具短柄；叶片披针形至线状披针形，先端渐尖，基部渐狭，边缘反卷，下部的叶较短而宽，顶端的叶渐短而狭。聚伞花序腋生，总花梗长8～15毫米，中部以上着生多数小苞片，花萼绿色，裂片卵状披针形。蓇葖果角状，长约7厘米。种子多数，顶端具白色细绒毛。

【生境分布】生长于山谷中阴湿处、江边砂碛之上或溪滩。分布于浙江、安徽、江苏等省。湖北、福建、江西、湖南、贵州等地也产。

【性味归经】辛、苦，微温。归肺经。

【功能主治】降气，消痰，止咳。主治肺气壅实，咳嗽痰多，胸满喘急。

【用量用法】内服：3～10克，煎服。

【使用禁忌】咳喘属气虚不归元者，不宜应用。

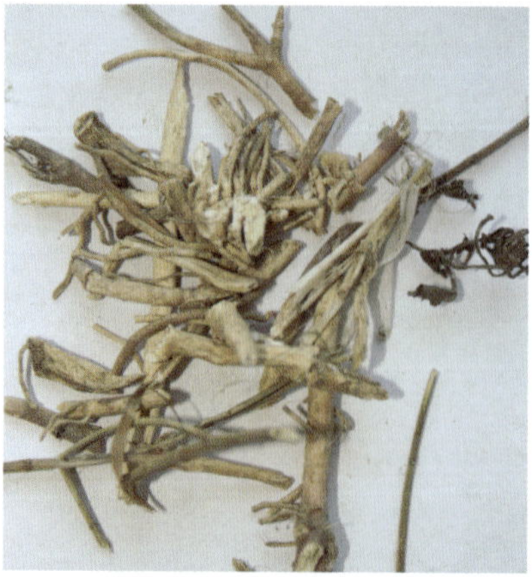

【精选验方】

支气管炎、咳嗽哮喘：白前、桔梗、紫菀、百部、紫苏子各9克，陈皮6克，水煎服。

哮喘：白前6克，乌贼骨（去壳打碎）、茯苓、马兜铃各12克，鱼腥草、虎杖根各30克，炙甘草9克，陈皮5克，咳甚另加百部、炙枇杷叶各9克，水煎服。

生姜

（《别录中品》）

【释名】时珍曰：按许慎说文，姜作殭，云御湿之菜也。

【气味】辛，微温，无毒。

【主治】久服去臭气，通神明。生用发散，熟用和中。解食野禽中毒成喉痹。浸汁，点赤眼。捣汁和黄明胶熬，贴风温痛甚妙。

干生姜

【主治】止嗽温中，治胀满，霍乱不止，腹痛，冷痢，血闭。病人虚而冷，宜加之。

【附方】

寒热痰嗽，初起者：烧姜一块，含咽之。（《本草衍义》）

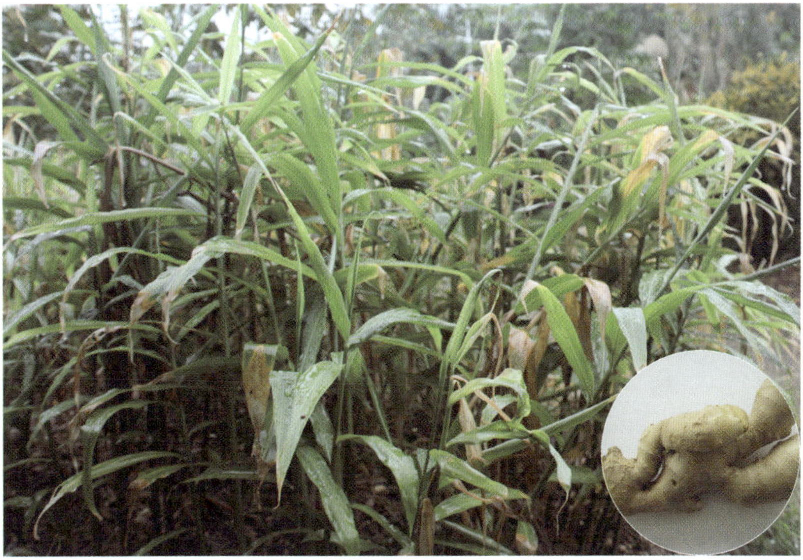

【别名】姜、鲜姜、母姜、姜根、鲜姜。

【来源】本品为姜科植物姜的新鲜根茎。

【形态特征】多年生宿根草本。根茎肉质，肥厚，扁平，有芳香和辛辣味。叶子列，披针形至条状披针形，先端渐尖基部渐狭，平滑无毛，有抱茎的叶鞘；无柄。花茎直立，被以覆瓦状疏离的鳞片；穗状花序卵形至椭圆形，黄色，唇瓣较短，长圆状倒卵形，呈淡紫色，有黄白色斑点。蒴果长圆形，长约2.5厘米。花期6～8月。

【生境分布】生长于阳光充足、排水良好的沙质地。全国各地均产，其中以四川、广东、山东、陕西为主产地。

【性味归经】辛，微温。归肺、脾、胃经。

【功能主治】解表散寒，温中止呕，化痰止咳，解鱼蟹毒。主治风寒感冒，咳嗽痰多，胃寒呕吐，鱼蟹中毒。

【用量用法】内服：3～10克，煎服，或捣汁服。外用：适量，可捣敷、擦、熨患处。

【使用禁忌】阴虚内热者忌服。

【精选验方】

慢性气管炎：干姜3克，茯苓15克，桂枝4.5克，五味子9克，细辛1.5克。水煎服。

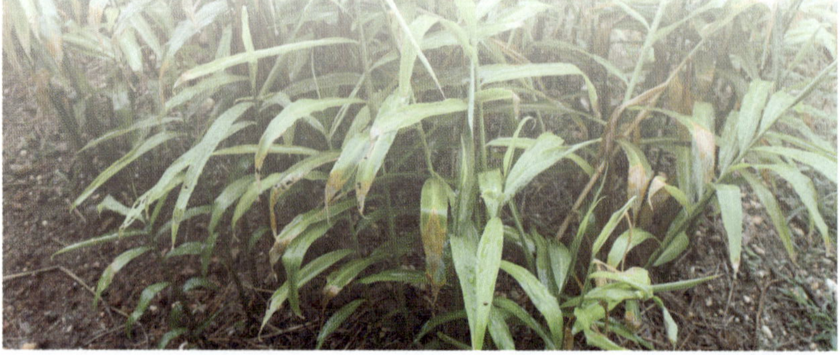

银杏（《日用》）

【释名】白果（《日用》），鸭脚子。

核仁

【气味】甘，苦，平，涩，有毒。

【主治】生食引疳解酒，熟食益人。

【附方】

寒嗽痰喘：白果七个（煨熟），以熟艾作七丸，每果入艾一丸，纸包再煨香，去艾吃。（《秘韫方》）

哮喘痰嗽：用银杏五个，麻黄二钱半，炙甘草二钱，水一盅半，煎八分，卧时服。又金陵一铺治哮喘，白果定喘汤，服之无不效者，其人以此起家。其方：用白果二十一个炒黄，麻黄三钱，苏子二钱，款冬花、法制半夏、桑白皮蜜炙各二钱，杏仁去皮尖、黄芩微炒各一钱半，甘草一钱，水三盅，煎二盅，随时分作二服。不用姜。（《摄生方》）

【精选验方】

慢性喘息气管炎：白果肉12克，麻黄、姜半夏各3克，款冬花、桑白皮、紫苏子各9克，黄芩、杏仁各6克，甘草4.5克。水煎服。

慢性支气管炎：白果、乌梅、五味子、黄芩各0.52克，天冬、贝母各0.64克，麻黄、防风各0.4克。成人每次3片，每日3次，口服，10日为1个疗程，连用3个疗程。

喘息型支气管炎：白果、麻黄、紫苏子、款冬花、半夏、桑白皮、杏仁、甘草、黄芩各等份。水煎服。

皂荚

（《本经中品》）

【释名】皂角（《纲目》），鸡栖子（《纲目》），乌犀（《纲目》）。

皂荚

【气味】辛，咸，温，有小毒。

【附方】

痰喘咳嗽：长皂荚三条（去皮、子），一荚入巴豆十粒，一荚入半夏十粒，一荚入杏仁十粒。用姜汁制杏仁，麻油制巴豆，蜜制半夏，一处火炙黄色为末。每用一字按手心，临卧以姜汁调之，吃下神效。（《余居士选奇方》）

卒寒咳嗽：皂荚烧研，豉汤服二钱。（《千金方》）

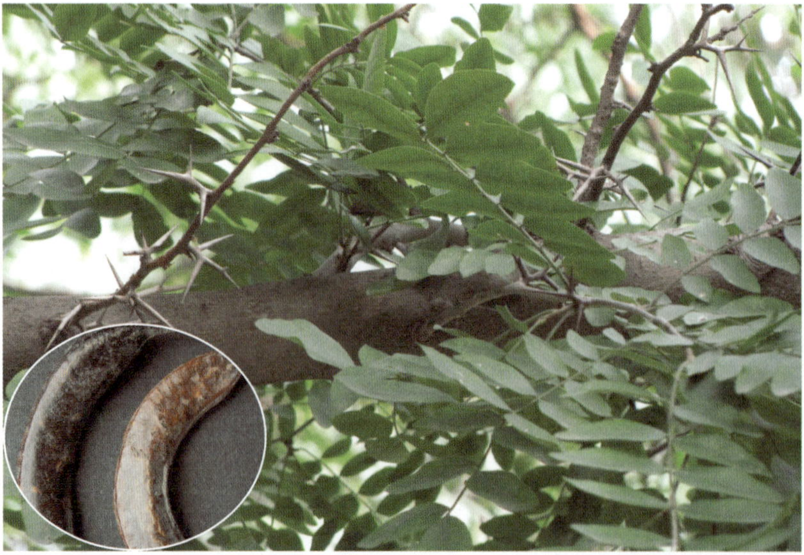

【别名】皂角、悬刀、皂荚、鸡栖子、大皂荚、长皂荚、长皂角。

【来源】本品为豆科植物皂荚的果实。

【形态特征】落叶乔木，高达15米。棘刺粗壮，红褐色，常分枝。双数羽状复叶；小叶4～7对，小叶片卵形、卵状披针形或长椭圆状卵形，长3～8厘米，宽1～3.5厘米，先端钝，有时稍凸，基部斜圆形或斜楔形，边缘有细锯齿。花杂性，成腋生及顶生总状花序，花部均有细柔毛；花萼钟形，裂片4，卵状披针形；花瓣4，淡黄白色，卵形或长椭圆形；雄蕊8，4长4短；子房条形，扁平。荚果直而扁平，有光泽，紫黑色，被白色粉霜，长12～30厘米，直径2～4厘米。种子多数，扁平，长椭圆形，长约10毫米，红褐色，有光泽。花期5月，果期10月。

【生境分布】生于路边、沟旁、住宅附近。分布于东北、华北、华东、华南以及四川、贵州等地。

【性味归经】辛、咸，温；有毒。归肺、大肠经。

【功能主治】祛痰止咳，开窍通闭，杀虫散结。主治痰咳喘满，中风口噤，痰涎壅盛，神昏不语，癫痫，喉痹，二便不通，痈肿疥癣。

【用量用法】内服：1～3克，多入丸、散。外用：适量，研末搐鼻；或煎水洗；或研末掺或调敷；或熬膏涂；或烧烟熏。

【使用禁忌】孕妇忌服。

【精选验方】

湿痰壅滞，胸闷咳喘：猪牙皂角1条，焙干研末，红枣汤调服。

哮喘：大皂荚90克，红枣500克，蒸熟去皮核，捣成泥，研细末和入作丸，如绿豆大，焙干，每日3次，每次3克，温开水送服。

急性上呼吸道感染和急性气管—支气管炎属风寒咳嗽者：皂荚配薄荷、牛蒡子、蝉蜕等，水煎服。

慢性支气管炎，支气管扩张：皂荚可配伍抗感染及止咳祛痰等药。

知母

（《本经中品》）

【释名】连母（《本经》），货母（《本经》），地参（《本经》）。

根

【气味】苦，寒，无毒。

【主治】消渴热中，除邪气，肢体浮肿，下水，补不足，益气。

【附方】

久嗽气急：知母去毛切五钱，隔纸炒，杏仁姜水泡去皮尖焙五钱，以水一盅半，煎一盅，食后温服。次以萝卜子、杏仁等份，为末，米糊丸，服五十丸，姜汤下，以绝病根。（《邓笔峰杂兴方》）

【精选验方】

慢性支气管炎：知母、栝楼、麦冬各12克，黄连9克。水煎服。

肺部受燥咳嗽气逆：知母、石膏、桔梗、甘草、地骨皮各等份。水煎服。

急、慢性气管炎：用知母配黄芩、桑白皮、茯苓、麦冬各9克，桔梗、生甘草各3克。水煎服。对产后咳嗽者，常与贝母、茯苓、党参、桃仁配伍，如二母散。

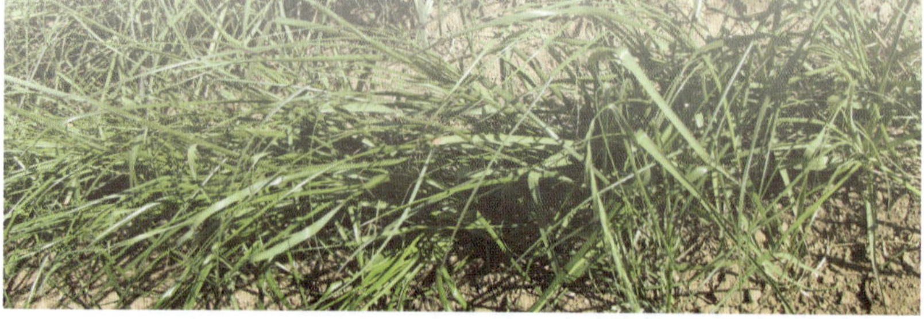

海松子

（宋·《开宝》）

【释名】新罗松子。

仁

【气味】甘，小温，无毒。

【主治】骨节风，头眩，去死肌，变白，散水气，润五脏，不饥。

【附方】

肺燥咳嗽：用松子仁一两，胡桃仁二两研膏，和熟蜜半两收之。每服二钱，食后沸汤点服。（《外台秘要》）

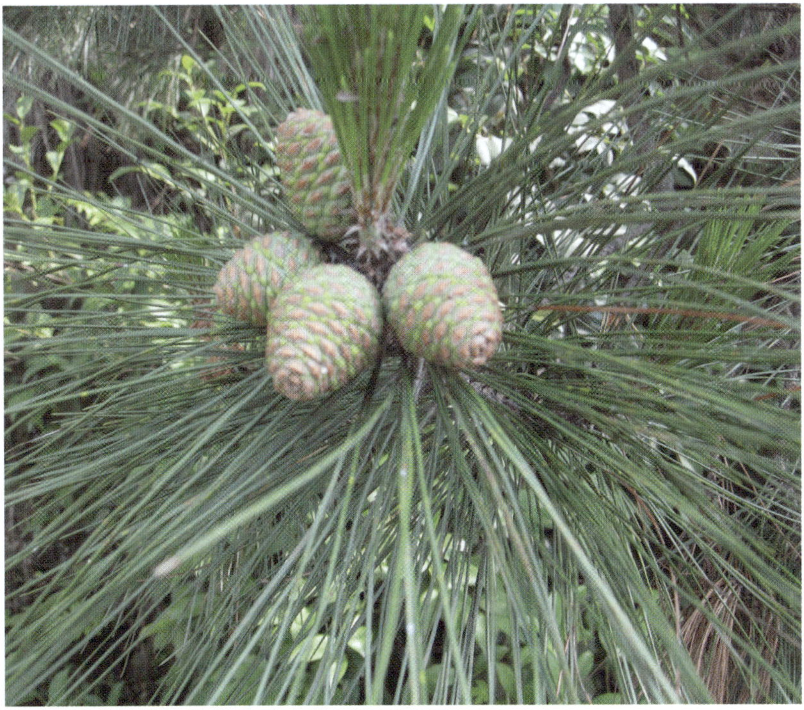

【别名】松子、松子仁、新罗松子。

【来源】本品为松科植物红松的种子。

【形态特征】常绿大乔木，高可达30余米。树皮灰褐色，鳞状裂开。小枝暗褐色，密生锈褐色茸毛，新枝棕黄色，密被茸毛。叶针形，5针一束，粗硬，三棱形，长8～12厘米，外侧暗绿色，内侧具5～7排白色气孔线，边缘有细锯齿；叶鞘早落。花单性；雄花序圆柱状，生于新枝基部，密集成穗状，呈红黄色；雌花序生于主枝或阏枝的先端，单生或数个集生，有长柄。球果大，卵状长圆形，长9～14厘米，径6～8厘米，初为绿色后变黄褐色；果鳞菱形或鳞状卵形，顶端伸长反曲，有粗毛，各具2粒种子。种子卵状三角形，无翅，红褐色。花期5月，果期10～11月。

【生境分布】生长于湿润的缓山坡或排水良好的平坦地，多与阔叶树成混交林。分布东北。

【性味归经】甘，温。归肝、肺，大肠经。

【功能主治】养液，熄风，润肺，滑肠。主治风痹，头眩，燥咳，吐血，便秘。

【用量用法】内服：5～15克，煎服；或入膏、丸。

【使用禁忌】便溏精滑者勿与；有湿痰者亦禁。

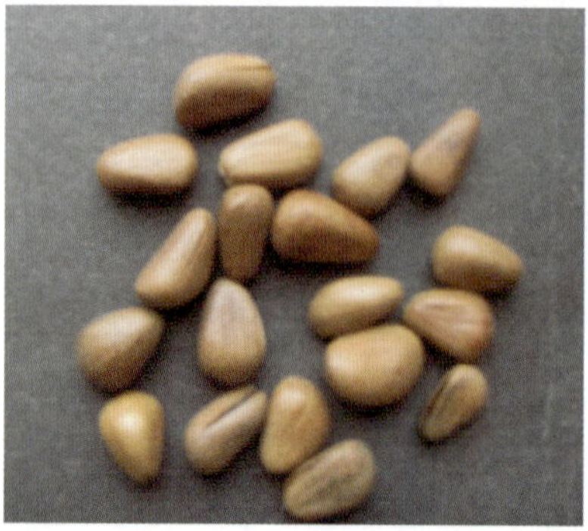

【精选验方】

肺燥干咳：松子仁30克，胡桃仁60克，共捣如泥，炼蜜为丸。饭后米汤送服6克，每日2～3次。

脾胃·胃气壅滞

肉豆蔻 （宋·《开宝》）

【释名】肉果（《纲目》），迦拘勒。

实

【气味】辛，温，无毒。

【主治】温中，消食止泻，治积冷心腹胀痛，霍乱中恶，鬼气冷疰，呕沫冷气，小儿乳霍。

【附方】

暖胃除痰，进食消食：肉豆蔻两个，半夏姜汁炒五钱，木香二钱半，为末，蒸饼丸芥了大，每食后津液下五丸、十丸。（《普济方》）

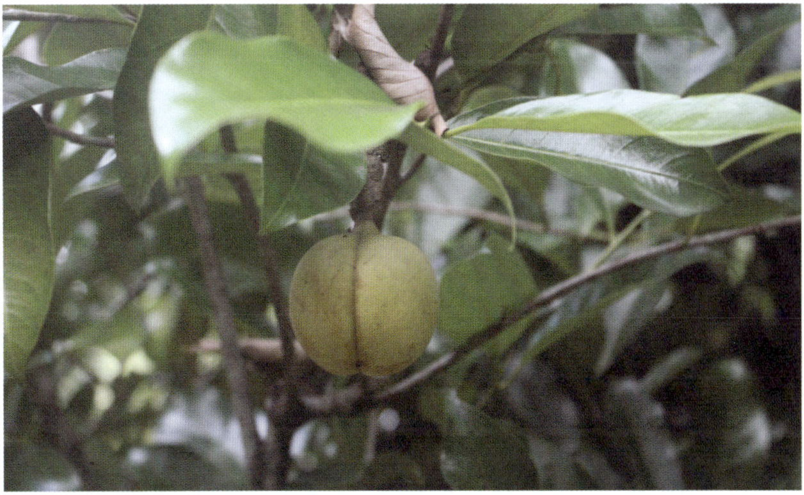

【别名】肉叩、肉扣、豆蔻、肉蔻、肉果、玉果、迦拘勒。

【来源】本品为肉豆蔻科高大乔木植物肉豆蔻的干燥种仁。

【形态特征】高大乔木，全株无毛。叶互生，革质，叶柄长4～10毫米，叶片椭圆状披针形或椭圆形，长5～15厘米，先端尾状，基部急尖，全缘，上面暗绿色，下面常粉绿色并有红棕色的叶脉。花单性，雌雄异株，总状花序腋生，具苞片。浆果肉质，梨形或近于圆球形，黄棕色，成熟时纵裂成两瓣，露出绯红色肉质的假种皮，内含种子1枚，种皮壳状，木质坚硬。

【生境分布】在热带地区广为栽培。分布于马来西亚、印度尼西亚；我国广东、广西、云南等省（区）也有栽培。

【性味归经】辛，温。归脾、胃、大肠经。

【功能主治】温中行气，涩肠止泻。主治脾胃虚寒，久泻不止，脘腹胀痛，食少呕吐。

【用量用法】内服：3～10克，煎服；或入散剂，1.5～3克。

【使用禁忌】凡湿热泻痢者忌用。

【精选验方】

慢性肠炎、慢性结肠炎、过敏性结肠炎、肠结核，对于脾肾虚寒，五更泄泻者：用肉豆蔻与补骨脂、吴茱萸、五味子、生姜、大枣配用，如（《证治准绳》）四神丸。

慢性消化不良，对于久泻不止、气滞腹胀者：肉豆蔻与木香等药配伍。

脘腹胀痛，食少呕吐（对于脾胃虚寒气滞之症）：用肉豆蔻与木香、半夏、干姜等配用。胃寒气滞疼痛者，也可单用或配伍香附子，均能缓解疼痛和增进食欲。

呕吐：肉豆蔻1粒。将肉豆蔻炒后研为细末，每日2次，用米汤送服。

脘腹胀痛，不思饮食，食入腹胀：肉豆蔻3克，木香、大枣各

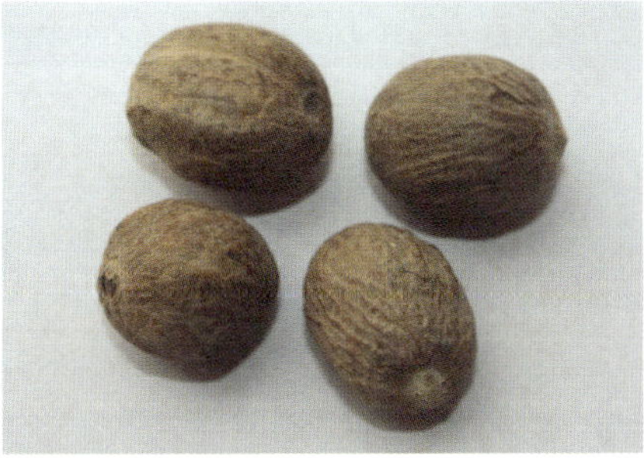

5克。将肉豆蔻砸碎，其他药切成小块，一起置入茶杯内，倒入刚沸的开水，盖严杯盖，浸泡15分钟左右即可代茶饮，可反复加入沸水浸泡数次，直至无味，每日上、下午各泡服1剂。

大枣

（《本经上品》）

【释名】干枣（《别录》），美枣（《别录》），良枣。

【气味】甘，平，无毒。

【主治】心腹邪气，安中，养脾气，平胃气，通九窍，助十二经，补少气、少津液、身中不足，大惊四肢重，和百药。

【附方】

调和胃气：以干枣去核，缓火逼燥为末。量多少入少生姜末，白汤点服。调和胃气甚良。（《衍义》）

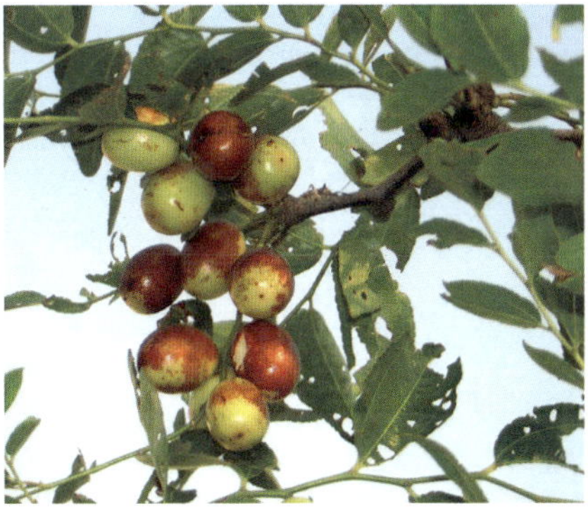

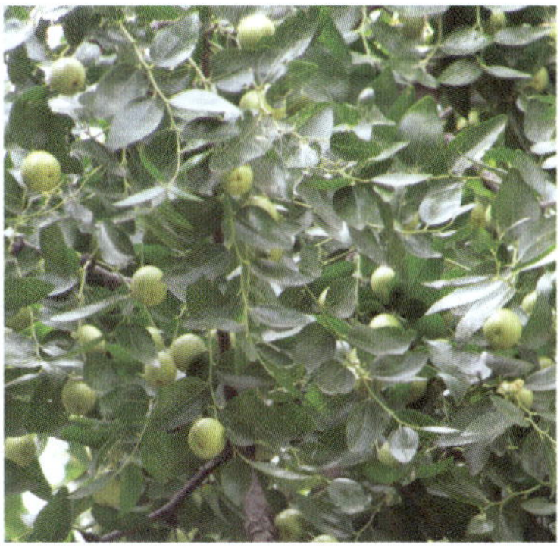

【别名】红枣、干枣、小枣、美枣。

【来源】本品为鼠李科植物枣的干燥成熟果实。

【形态特征】灌木或小乔木，高达10米。小叶有成对的针刺，嫩枝有微细毛。叶互生，椭圆状卵形或卵状披针形，先端稍钝，基部偏斜，边缘有细锯齿，基出三脉。花较小，淡黄绿色，2～3朵集成腋生的聚伞花序。核果卵形至长圆形，熟时深红色。

【生境分布】生长于海拔1700米以下的山区、丘陵或平原，全国各地均有栽培，分布于河南、河北、山东、陕西等省。

【性味归经】甘，温。归脾、胃、心经。

【功能主治】补中益气，养血安神。主治脾虚食少，乏力便溏，妇人脏躁。

【用量用法】内服：6～15克，煎服；或3～12枚，劈开，入丸去皮核捣烂，入散宜去核；也可生食。

【使用禁忌】实热、湿热、痰热诸疾均不宜。

【精选验方】

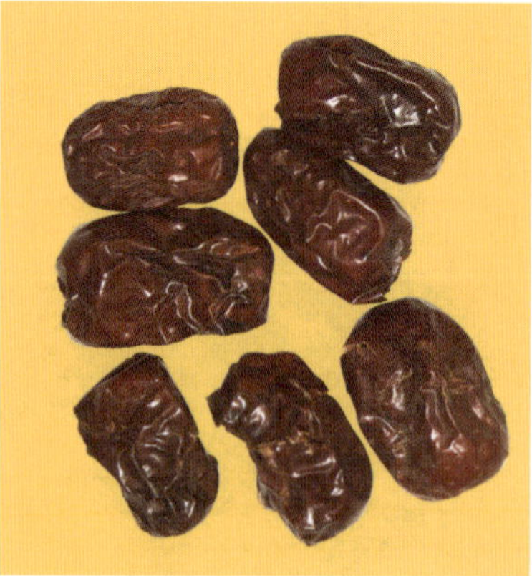

脾胃湿寒，饮食减少，泄泻：大枣250克（煮熟），白术120克，干姜、鸡内金各60克，共捣成泥，做饼当点心吃。

脾胃虚寒型泻痢久日：大枣、红糖各50克。水煎，喝汤食枣。

脾胃不健之食欲不振、消化不良：大枣50克，鲜橘皮10克。先将大枣炒焦，与橘皮同置入茶杯内，倒入刚沸的开水，盖严杯盖，浸泡10分钟左右即可代茶饮，可反复加入沸水浸泡数次，直至无味，每日泡服1剂。

橘

（《本经上品》）

【释名】时珍曰：橘从，谐声也。

青橘皮

【气味】苦，辛，温，无毒。

【主治】治胸膈气逆，胁痛，小腹疝痛，消乳肿，疏肝胆，泄肺气。

【附方】

理脾快气：青橘皮一斤曝干焙研末，甘草末一两，檀香末半两，和匀收之。每用一二钱，入盐少许，白汤点服。（《五氏易简方》）

黄橘皮

【释名】红皮（《汤液》），陈皮（《食疗》）。

【气味】苦，辛，温，无毒。

【主治】胸中瘕热逆气，利水谷，久服去臭，下气通神。

【附方】

化食消痰、胸中热气：用橘皮半两微熬，为末。水煎代茶，细呷。（《食医心镜》）

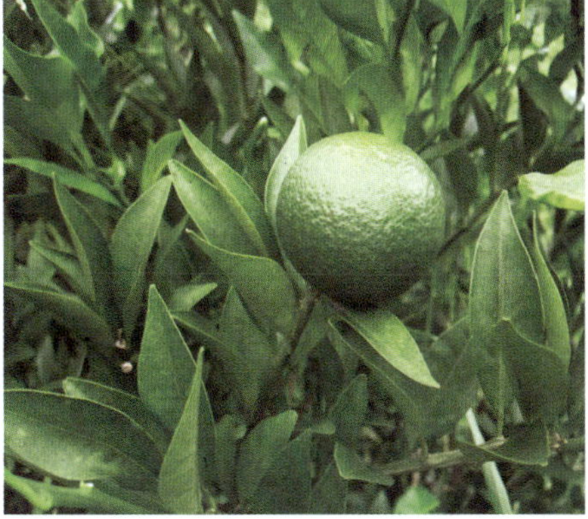

经年气嗽：橘皮、神、生姜焙干等份，为末，蒸饼和，丸梧子大。每服三五十丸，食后、夜卧各一服。有人患此服之，兼旧患膀胱气皆愈也。（《寇氏衍义》）

【别名】橘皮、柑皮、陈皮、红皮、黄橘皮、广橘皮、广陈皮。

【来源】本品为芸香科植物橘及其栽培变种的干燥成熟果皮。药材分为"陈皮"和"广陈皮"。

【形态特征】常绿小乔木，高约3米。小枝柔弱，通常有刺。叶互生，叶柄细长，翅不明显，叶革质，披针形或卵状披针形，长5.5～8厘米，宽2.5～4厘米，先端渐尖，基部楔形，全缘或有钝齿，上面深绿色，下面淡绿色，中脉稍突起。春季开黄白色花，单身或簇生叶腋，芳香。萼片5，花瓣5，雄蕊18～24，花丝常3～5枚合生，子房9～15室，柑果扁圆形或圆形，直径5～7厘米，橙黄色或淡红色，果皮疏松，肉瓤极易分离。种子卵形，白黄色，先端有短嘴状突起。

【生境分布】栽培于丘陵、低山地带、江河湖泊沿岸或平原。分布于广东 福建 四川 重庆 浙江 江西 湖南等地。其中以广东新会、四会、广州近郊产者质佳，以四川、重庆等地产量大。

【性味归经】苦、辛，温。归肺、脾经。

【功能主治】理气健脾，燥湿化痰。主治脘腹胀满，食少吐泻，咳嗽痰多。

【用量用法】内服：3～10克，煎服。

【使用禁忌】气虚体燥、阴虚燥咳、吐血及内有实热者慎服。

【精选验方】

风寒感冒，咳嗽多痰：陈皮、前胡、杏仁各9克，紫苏叶4.5克。水煎服。

咳嗽：橘子叶（着蜜于背上，火焙干），水煎服。

胸痹，胸中气塞短气：橘皮500克，枳实150克，生姜250克。上三味以水2 500毫升，煮取1 000毫升，分温再服。

柚

（《日华》）

【释名】壶柑（《唐本》），臭橙（《食性》），朱栾。

【气味】酸，寒，无毒。

【主治】消食，解酒毒，治饮酒人口气，去肠胃中恶气，疗妊妇不思食口淡。

皮

【气味】甘，辛，平，无毒。

【附方】

痰气咳嗽：用柚去核切，砂瓶内浸酒，封固一夜，煮烂，蜜拌匀，时时含咽。

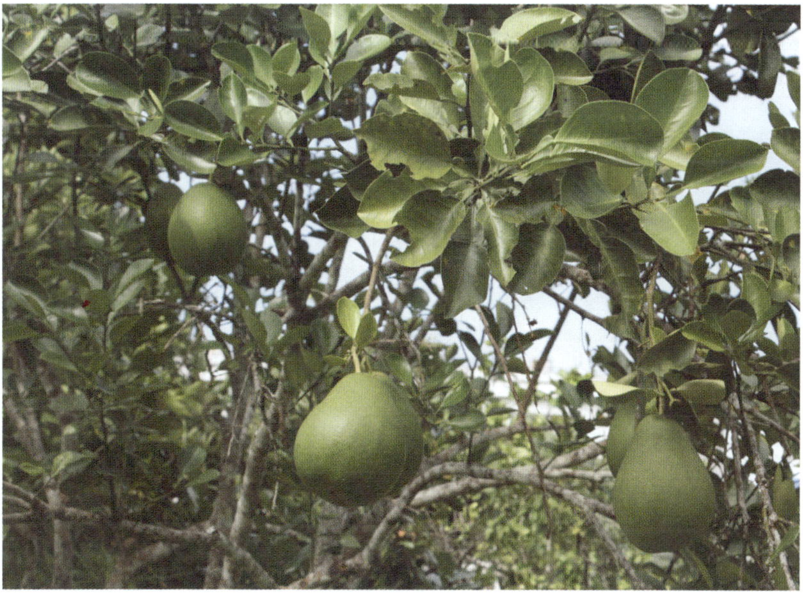

【别名】 橘红、毛橘红、柚子皮、柚皮橘红、化州橘红。

【来源】 本品为芸香科植物化州柚的未成熟或近成熟的干燥外层果皮。

【形态特征】 长绿小乔木，幼枝绿色密被细茸毛，有刺。叶互生，宽卵形或椭圆状卵形，先端钝或微凹，基部阔楔形，全缘或微有小齿，有柔毛及透明腺点。总状花序腋生，花萼杯状。柑果近球形，幼果密被绒毛，成熟时毛较少。花期4～5月，果熟期9～11月。

【生境分布】 栽培于丘陵或低山地带。主产于广东化州、廉江、遂溪、徐闻，广西南宁、博白。浙江、江西、福建、台湾、湖北、湖南、四川、贵州、云南等地均有栽培。

【性味归经】 辛、苦，温。归肺、脾经。

【功能主治】 理气宽中，燥湿化痰。主治风寒咳嗽，咽痒痰多，食积伤酒，呕恶痞闷。

【用量用法】 内服：3～6克，煎服。

【使用禁忌】 气虚及阴虚有燥痰者不宜服。

【精选验方】

咳嗽痰多，胸闷腹滞： 化橘红、半夏、杏仁、贝母、茯苓、麦门冬、生石膏、栝楼皮、陈皮、生地黄、桔梗、紫菀、款冬花、紫苏子、甘草等份制丸，温开水送服。

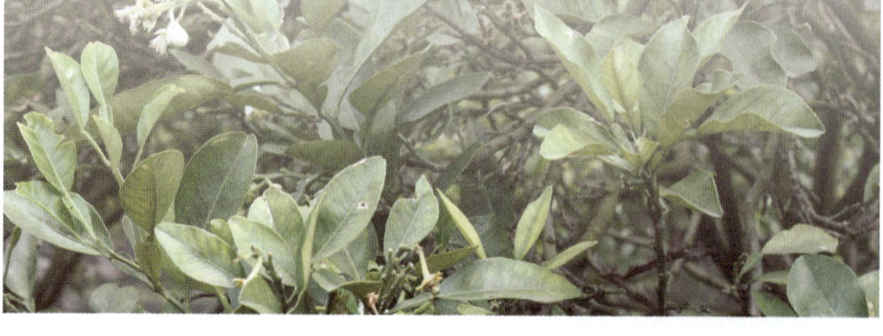

诃黎勒

（《唐本草》）

【释名】诃子。

【气味】苦，温，无毒。

【主治】冷气，心腹胀满，下食。

【附方】

气嗽日久：生诃黎勒一枚，含之咽汁，瘥后口爽，不知食味，却煎槟榔汤一碗服，立便有味。（《经验方》）

【别名】诃梨、诃黎、诃黎勒、随风子。

【来源】本品为使君子科植物诃子或绒毛诃子的干燥成熟果实。

【形态特征】为落叶乔木，新枝绿色，被褐色短柔毛。单叶互生或近对生，革质，椭圆形或卵形，全缘，叶基两边各有1枚腺体。圆锥花序顶生，有数个穗状花序组成；花小，两性，无柄，淡黄色，萼杯状。核果，倒卵形或椭圆形，无毛，干时有5纵棱，呈黑褐色。

【生境分布】生长于疏林中或阳坡林缘。分布于云南、广东、广西等地。

【性味归经】苦、酸、涩，平。归肺、大肠经。

【功能主治】涩肠止泻，敛肺止咳，降火利咽。主治久泻久痢，便血脱肛，肺虚喘咳，久嗽不止，咽痛音哑。

【用量用法】内服：3~10克，煎服。

【使用禁忌】咳嗽、泻痢初起者不宜用。

【精选验方】

慢性支气管炎合并肺气肿之久咳：诃黎勒3克，五味子9克，猪肺适量。同煮极烂，食肺喝汤。

脾胃·脾胃虚寒

延胡索 （宋·《开宝》）

【释名】 玄胡索。

根

【气味】 辛，温，无毒。

【主治】 破血，妇人月经不调，腹中结块，崩中淋露，产后诸血病，血运，暴血冲上，因损下血。煮酒或酒磨服。

【附方】

老小咳嗽： 延胡索一两，枯矾二钱半，为末。每服二钱，软饧一块和，含之。（《仁存堂方》）

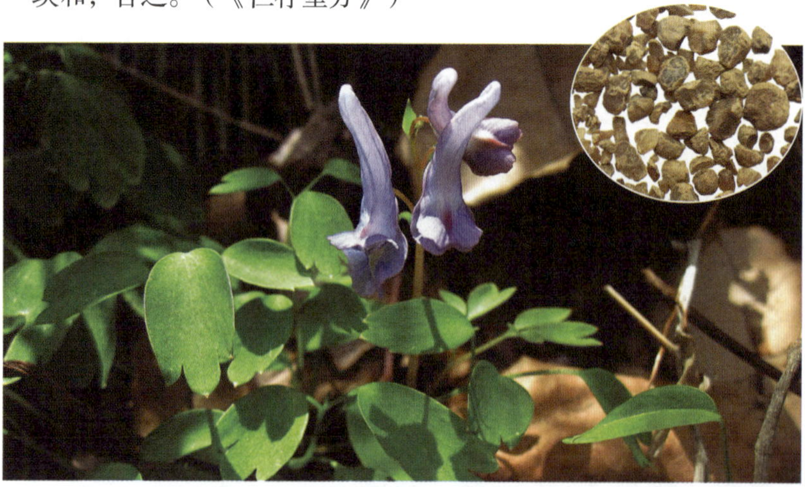

【别名】元胡、延胡、玄胡索、元胡索。

【来源】本品为罂粟科多年生草本植物延胡索的干燥块茎。

【形态特征】多年生草本，茎纤弱，高约20厘米。叶互生，有长柄，小叶片长椭圆形至线形，全缘。总状花序顶生，花红紫色，横生长于小花梗上，蒴果长圆形。

【生境分布】生长于稀疏林、山地、树林边缘的草丛中。分布于浙江，江苏、湖北、湖南、安徽、江西等地大面积有栽培。本品为浙江特产，尤以金华地区产品最佳。

【性味归经】辛、苦，温。归肝、脾经。

【功能主治】活血，行气，止痛。主治胸胁、脘腹疼痛，胸痹心痛，经闭痛经，产后瘀阻，跌扑肿痛。

【用量用法】内服：3～10克，煎汤；或研末吞服，每次1.5～3克。

【使用禁忌】孕妇慎服。

【精选验方】

胃寒痛：延胡索、高良姜各9克。水煎服。

慢性胃炎、溃疡病：延胡索、川楝子各30克。水煎服，或研末温水送服，每日3次，每次6克。

术 （《本经上品》）

【释名】山蓟（《本经》），马蓟（《纲目》），山姜（《别录》），山连（《别录》）。

【气味】甘，温，无毒。

【主治】风寒湿痹，死肌痉疸，止汗除热消食。作煎饵久服，轻身延年不饥。

【附方】

消痞强胃，久服令人食自不停也：白术一两，黄壁土炒过，去土，枳实麸炒去麸一两，为末，荷叶包饭烧熟，捣和丸梧子大。每服五十丸，白汤下。气滞，加橘皮一两。有火，加黄连一两。有痰，加半夏一两。有寒，加干姜五钱、木香三钱。有食，加神曲、麦芽各五钱。（《洁古家珍》）

一切脾胃虚损，益元气：白术一斤，人参四两，切片，以流水十五碗浸一夜，桑柴文武火煎取浓汁熬膏，入炼蜜收之，每以白汤点服。（《集简方》）

脾虚盗汗：白术四两，切片，以一两同牡蛎炒，一两同石斛炒，一两同麦麸，拣术为末。每服三钱，食远粟米汤下，日三服。（《丹溪方》）

脾虚胀满：用白术二两，橘皮四两，为末，酒糊丸梧子大，每食前木香汤送下三十丸，效。适宜于脾气不和，冷气客于中，壅遏不通，是为胀满。（《指迷方》）

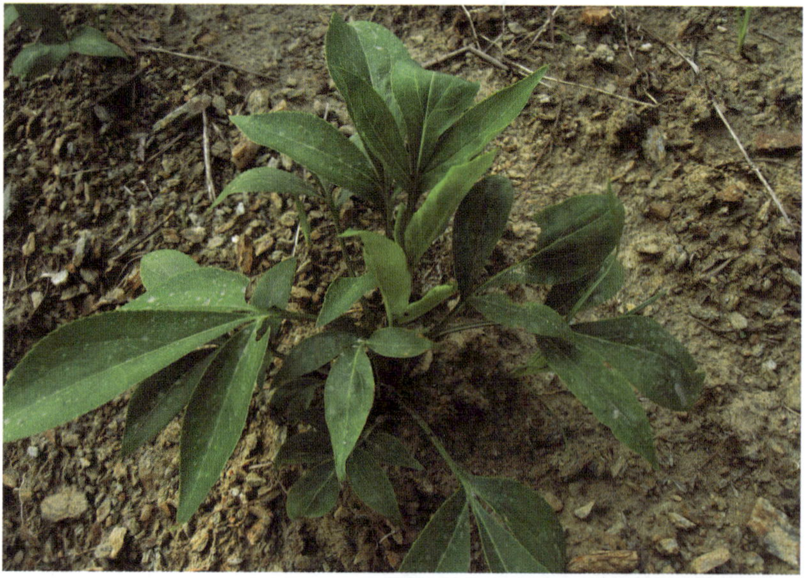

【别名】于术、浙术、天蓟、山姜、山连、冬白术。

【来源】本品为菊科植物白术的干燥根茎。

【形态特征】多年生草本，高30～60厘米，根状茎肥厚，略呈拳状，茎直立，上部分枝。叶互生，叶片3，深裂或上部茎的叶片不分裂，裂片椭圆形，边缘有刺。头状花序顶生，总苞钟状，花冠紫红色，瘦果椭圆形，稍扁。

【生境分布】原生长于山区丘陵地带，野生种在原产地几已绝迹。现广为栽培，主产于浙江、湖北、湖南等地。以浙江于潜产者最佳，称为“于术”。

【性味归经】苦、甘，温。归脾、胃经。

【功能主治】健脾益气，燥湿利水，止汗，安胎。主治脾虚食少，腹胀泄泻，痰饮眩晕，心悸不宁，水肿，自汗，胎动不安。

【用量用法】内服：6～12克，煎服。

【使用禁忌】本品燥湿伤阴，阴虚内热，津液亏耗者忌用。

【精选验方】

虚弱枯黄，食而不化：白术（酒浸，九蒸九晒）、菟丝子（酒煮吐丝，晒干）各500克。共为末，蜜丸，梧子大。每服10～15克。

苍术

【释名】赤术（《别录》），山精（《抱朴》），仙术（《纲目》），山蓟。

【气味】苦，温，无毒。

【主治】风寒湿痹，死肌痉疸。作煎饵久服，轻身延年不饥。主头痛，消痰水，逐皮间风水结肿，除心下急满及霍乱吐下不止，暖胃消谷嗜食。

【附方】

除风湿，健脾胃，变白驻颜，补虚损，大有功效：苍术新者，刮去皮薄切，米泔水浸二日，一日一换，取出，以井华水浸过二寸，春、秋五日，夏三日，冬七日，漉出，以生绢袋盛之，放在一半原水中，揉洗津液出，扭干。将渣又捣烂，袋盛于一半原水中，揉至汁尽为度。将汁入大沙锅中，慢火熬成膏。每一斤入白蜜四两，熬二炷香的时间。每膏一斤，入水澄白茯苓末半斤，搅匀瓶收。每服三匙，早起、临卧各一服，以温酒送下。忌醋及酸物、桃、李、雀、蛤蚧、菘菜、石首鱼等物。（《笔峰杂兴方》）

脾经湿气，少食，足肿无力，伤食，酒色过度，劳逸有伤，骨热：用鲜白苍术二十斤，浸刮去粗皮，晒切，以米泔浸一宿，取出，同溪水一石，大沙锅慢火煎半干，去渣。再入石楠叶三斤，刷去红衣，楮实子一斤，川当归半斤，甘草四两，切，同煎黄色，滤去滓，再煎如稀粥，乃入白蜜三斤，熬成膏。每服三五钱，空腹好酒调服。（《活人心统》）

燥湿养脾，助胃固真：茅山苍术刮净一斤，分作四份，一份青盐一两炒，一份川椒一两炒，一份川楝子一两炒，一份小茴香、破故纸各一两炒。并拣术研末，酒煮，面糊丸梧子大，每空腹米饮下五十丸。乾坤生意，平补固真丹，治元脏久虚，遗精白浊，妇人赤白带下崩漏。（《瑞竹堂方》）

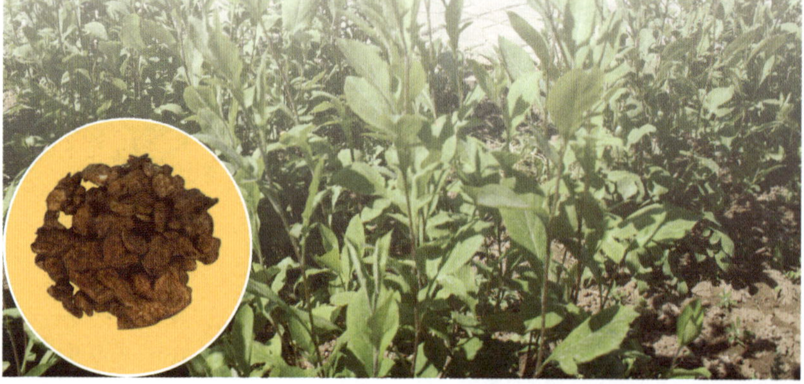

【别名】赤术、仙术、茅术、青术。

【来源】本品为菊科多年生草本植物茅苍术或北苍术的干燥根茎。

【形态特征】茅苍术：为多年生草本，高达80厘米；根茎结节状圆柱形。叶互生，革质，上部叶一般不分裂，无柄，卵状披针形至椭圆形，长3～8厘米，宽1～3厘米，边缘有刺状锯齿，下部叶多为3～5深裂，顶端裂片较大，侧裂片1～2对，椭圆形。头状花序顶生，叶状苞片1列，羽状深裂，裂片刺状；总苞圆柱形，总苞片6～8层，卵形至披针形；花多数，两性，或单性多异株，全为管状花，白色或淡紫色；两性花有多数羽毛状长冠毛，单性花一般为雌花，具退化雄蕊5枚，瘦果有羽状冠毛。

北苍术：北苍术与茅苍术大致相同，其主要区别点为叶通常无柄，叶片较宽，卵形或窄卵形，一般羽状5深裂，茎上部叶3～5羽状浅裂或不裂；头状花序稍宽，总苞片多为5～6层，夏秋间开花。

【生境分布】生长于山坡、林下及草地。茅苍术分布于江苏、湖北、河南等地，以产于江苏茅山一带者质量最好。北苍术分布于河北、山西、陕西等地。

【性味归经】辛、苦，温。归脾、胃、肝经。

【功能主治】燥湿健脾，祛风散寒，明目。主治湿阻中焦，脘腹胀满，泄泻，水肿，脚气痿躄，风湿痹痛，风寒感冒，夜盲，眼目昏涩。

【用量用法】内服：3～9克，煎服。

【使用禁忌】阴虚内热、津液亏虚、表虚多汗者禁服。

【精选验方】

太阴脾经受湿，水泄注下，体微重微满，困若无力，不欲饮食，暴泄无数，水谷不化：苍术100克，芍药50克，黄芩25克。上锉为细末，每服50克，加淡味桂半钱，水一盏半，煎至1盏，温服。

胃下垂属湿阻中焦：苍术20克，泡茶饮，每日1剂。

高良姜（《别录中品》）

【释名】蛮姜（《纲目》），子名红豆蔻。

根

【气味】辛，大温，无毒。

【主治】暴冷，胃中冷逆，霍乱腹痛。

【附方】

心脾冷痛：用高良姜四两，切片，分作四份：一两用陈廪米半合，炒黄去米；一两用陈壁土半两，炒黄去土；一两用巴豆三十四个，炒黄去豆；一两用斑蝥三十四个，炒黄去蝥。吴茱萸一两，酒浸一夜，同姜再炒，为末，以浸茱萸酒打糊丸梧子大，每空心姜汤下五十丸。（《永类钤方》）

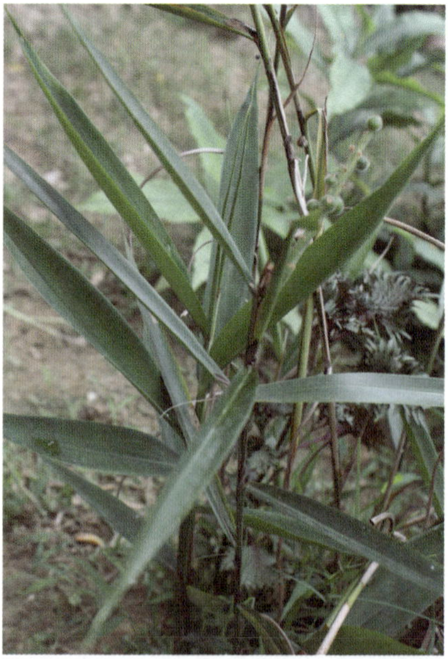

养脾温胃（去冷消痰，宽胸下气，大治心脾疼及一切物伤）：用高良姜、干姜等份，炮研末，面糊丸梧子大，每食后橘皮汤下十五丸。妊妇勿服。（《和剂局方》）

脾虚寒疟（寒多热少，饮食不思）：用高良姜麻油炒、干姜炮各一两，为末。每服五钱，用猪胆汁调成膏子，临发时热酒调服。以胆汁和丸，每服四十丸，酒下也佳。（《朱氏集验方》）

【别名】良姜、小良姜、海良姜、膏良姜。

【来源】本品为姜科植物高良姜的干燥根茎。

【形态特征】多年生草本，高30～110厘米，根茎棕红色或紫红色。叶互生，叶片线状披针形，先端渐尖或尾尖，基部渐窄，全缘或具不明显的疏钝齿，两面颓净；叶鞘开放抱茎，叶舌膜质，长达3厘米，棕色。总状花序顶生，花序轴被绒毛，小苞片极小，花萼先端不规则3浅圆裂，外被短毛；花冠管漏斗状。蒴果球形，不开裂，被绒毛，熟时橙红色。

【生境分布】生长于山坡、旷野的草地或灌木丛中。分布于广东、广西、台湾等地。

【采收加工】夏末秋初采挖生长4～6年的根茎，除去地上茎、须根及残留鳞片，洗净，切段，晒干。

【性味归经】辛，热。归脾、胃经。

【功能主治】温胃止呕，散寒止痛。主治脘腹冷痛，胃寒呕吐，嗳气吞酸。

【用量用法】内服：3～6克，煎服；研末服，每次3克。

【使用禁忌】阴虚有热者忌服。

【精选验方】

胃寒气滞作痛：高良姜、制香附子各60克，共研细末，水泛为丸。每服3克，每日3次。

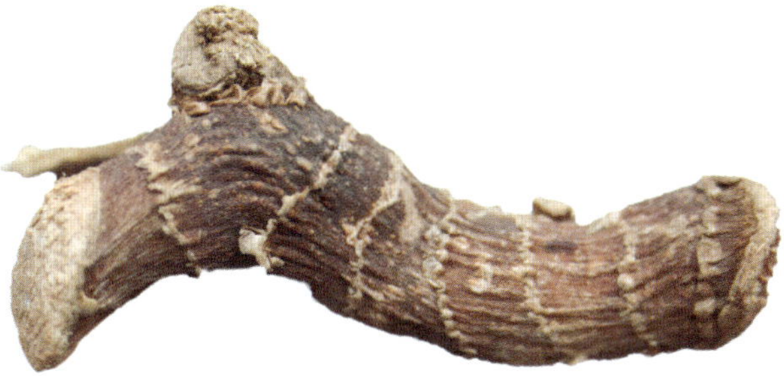

艾

（《别录中品》）

【释名】冰台（《尔雅》），医草（《别录》），黄草（《埤雅》），艾蒿。

叶

【气味】苦，微温，无毒。

【主治】灸百病。可作煎，止吐血下痢，下部疮，妇人漏血，利阴气，生肌肉，辟风寒，使人有子。

【附方】脾胃冷痛：白艾末，沸汤服二钱。（《卫生易简方》）

【精选验方】

吐血、衄血、便血，痔疮出血：艾叶、地榆、槐花、侧柏叶各10克。水煎服。

附子

（《本经下品》）

【释名】其母名乌头。

【气味】辛，温，有大毒。

【主治】风寒咳逆邪气，寒湿，拘挛膝痛，不能行步，破症坚积聚血瘕，金疮。

乌头（即附子母）

【主治】诸风，风痹血痹，半身不遂，除寒冷，温养脏腑，去心下坚痞，感寒腹痛。

【附方】

胃冷有痰，脾弱呕吐：生附子、半夏各二钱，姜十片，水二盏，煎七分，空心温服。一方：并炮熟，加木香五分。（《奇效良方》）

久冷反胃：用大附子一个，生姜一斤，锉细同煮，研如面糊。每米饮化服一钱。（《经验方》）

久冷反胃：用姜汁打糊，和附子末为丸，大黄为衣。每温水服十丸。（《卫生家宝方》）

脾虚湿肿：大附子五枚，去皮四破，以赤小豆半升，藏附子于中，慢火煮熟，去豆焙研末，以薏苡仁粉打糊丸梧子大。每服十丸，萝卜汤下。（《朱氏集验方》）

脏寒脾泄：肉豆蔻二两煨熟，大附子去皮脐一两五钱，为末，粥丸梧子大。每服八十丸，莲肉煎汤下。

脾胃虚冷，大肠滑泄，米谷不化，乏力：用大附子十两连皮，同大枣二升，于石器内，以水煮一日，常令水过两指。取出，每个切作三片，再同煮半日，削去皮，切焙为末，别以枣肉和丸梧子大。每空心米饮服三四十丸。

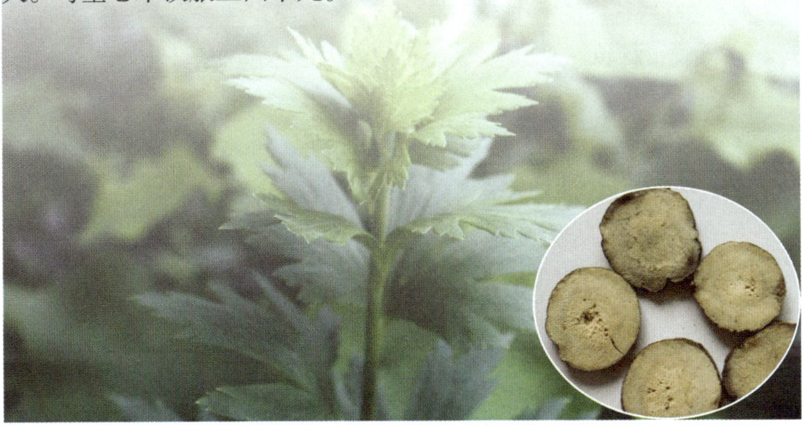

【别名】侧子、刁附、虎掌、漏篮子、黑附子、明附片、川附子、熟白附子。

【来源】本品为毛茛科植物乌头的子根的加工品。

【形态特征】本植物为多年生草本，高60～150厘米。主根纺锤形至倒卵形，中央的为母根，周围数个子根（附子）。叶片五角形，3全裂，中央裂片菱形，两侧裂片再2深裂。总状圆锥花序狭长，密生反曲的微柔毛；萼片5，蓝紫色（花瓣状），上裂片高盔形，侧萼片近圆形；花瓣退化，其中两枚变成蜜叶，紧贴盔片下有长爪，距部扭曲；雄蕊多数分离，心皮3～5，通常有微柔毛。蓇葖果；种子有膜质翅。根呈瘦长圆锥形，中部多向一侧膨大，顶端有残存的茎基，长2～7.5厘米，直径1.5～4厘米。外表棕褐色，皱缩不平，有瘤状侧根及除去子根后的痕迹。

【生境分布】生长于山地草坡或灌木丛中。分布于四川，湖北、湖南等省也有栽培。

【性味归经】辛、甘，大热；有毒。归心、肾、脾经。

【功能主治】回阳救逆，补火助阳，散寒止痛。主治亡阳虚脱，肢冷脉微，心阳不足，胸痹心痛，虚寒吐泻，脘腹冷痛，肾阳虚衰，阳痿宫冷，阴寒水肿，阳虚外感，寒湿痹痛。

【用量用法】内服：3～15克，煎服，宜先煎0.5～1小时，至口尝无麻辣感为度。

【使用禁忌】本品辛热燥烈，凡阴虚阳亢及孕妇忌用。

【精选验方】

脾肾阳虚引起的畏寒肢冷，大便溏泻：附子片15克，菟丝子30克，狗肉2 000克。狗肉下锅沸水中焯透，捞入凉水内，洗净血沫，沥净水，切成2.5厘米见方的块；锅置火上加热，下狗肉块与姜汁片20克共煸炒，烹入绍酒炝锅，加入用纱布包好的附子片、菟丝子，再加清汤、食盐、味精适量及葱节20克，武火2次烧沸，撇净浮沫，盖好，改用文火炖约2小时，待狗肉煮烂即可服用。

半夏（《本经下品》）

【释名】守田（《本经》），水玉（《本经》），地文（《别录》），和姑（《本经》）。

根

【气味】辛，平，有毒。

【主治】伤寒寒热，心下坚，胸胀咳逆，头眩，咽喉肿痛，肠鸣，下气止汗。

【附方】

胃寒呃逆，停痰留饮：用半夏汤泡炒黄二两，藿香叶一两，丁皮半两。每服四钱，水一盏，姜七片，煎服。（《和剂局方》）

伏暑引饮，脾胃不利：用半夏醋煮一斤，茯苓半斤，生甘草半斤，为末，姜汁面糊丸梧子大。每服五十丸，热汤下。（《和剂局方》）

老人虚秘，冷秘，及痃癖冷气：半夏泡炒、生硫磺等份，为末，自然姜汁煮糊丸梧子大。每空腹温酒下五十丸。（《和剂局方》）

【精选验方】

胃寒呕吐：制半夏、藿香各9克，丁香、生姜各3克。水煎服。

胃寒及痰饮呕吐：半夏、生姜相须为用，如小半夏汤。

生姜（《别录中品》）

【释名】时珍曰：按许慎说文，姜作彊，云御湿之菜也。

【气味】辛，微温，无毒。

【主治】久服去臭气，通神明。

干生姜

【主治】治嗽温中，治胀满，霍乱不止，腹痛，冷痢，血闭。病人虚而冷，宜加之。姜屑，和酒服，治偏风。肺经气分之药，能益肺。

【附方】

胃虚风热，不能食：用姜汁半杯，生地黄汁少许，蜜一匙，水二合，和服之。（《食疗本草》）

疟疾寒热，脾胃聚痰，发为寒热：生姜四两，捣自然汁一酒杯，露一夜。于发日五更面北立，饮即止。未止再服。（《简易》）

【精选验方】

慢性胃炎、慢性结肠炎、消化不良：干姜9克，党参、白术各12克，炙甘草6克。水煎服。

胡桃

（宋·《开宝》）

【释名】羌桃（《名物志》），核桃。

核仁

【气味】甘，平，温，无毒。

【主治】食之令人肥健，润肌，黑须发。多食利小便，去五痔。捣和糊粉，拔白须发，内孔中，则生黑毛。烧存性，和松脂研，敷瘰疬疮。

【精选验方】

胃寒痛：核桃仁、炒黑芝麻各45克，白胡椒（每岁1粒），黑豆（微炒）60克，大枣肉100克，生姜70克。共捣如泥状，每次20克，每日2次，开水冲服。

沉香

（《别录上品》）

【释名】沉水香（《纲目》），蜜香。

【气味】辛，微温，无毒。

【主治】风水毒肿，去恶气。

【附方】

胃冷久呃：沉香、紫苏、白豆蔻仁各一钱，为末。每柿蒂汤服五七分。（《活人心统》）

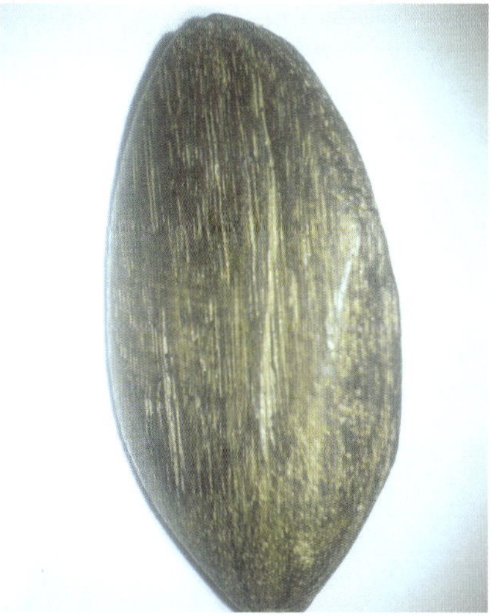

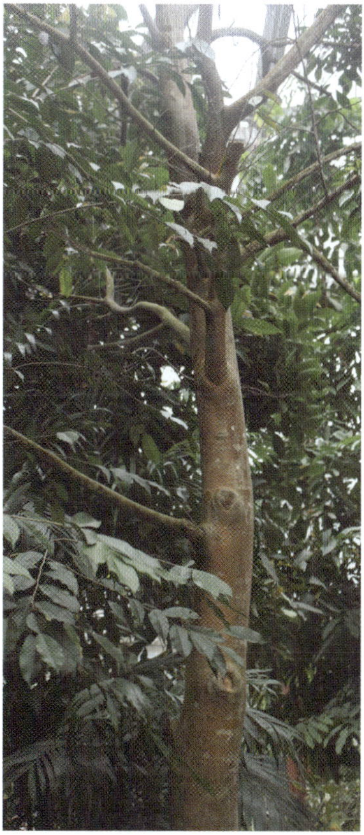

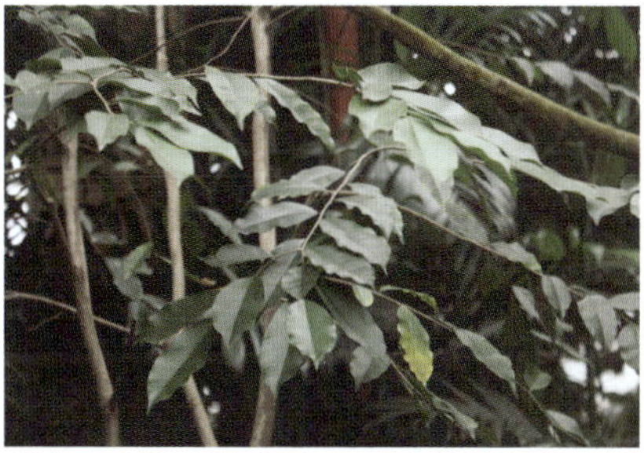

【别名】土沉香、沉水香、白木香、牙香树、奇南香。

【来源】为双子叶植物药瑞香科乔木植物沉香含有树脂的木材。

【形态特征】常绿乔木，高达30米。幼枝被绢状毛。叶互生，稍带革质；具短柄，长约3毫米；叶片椭圆状披针形、披针形或倒披针形，长5.5～9厘米，先端渐尖，全缘，下面叶脉有时被绢状毛。伞形花序，无梗，或有短的总花梗，被绢状毛；花白色，与小花便等长或较短；花被钟形，5裂，裂片卵形，长0.7～1厘米，喉部密被白色绒毛的鳞片10枚，外被绢状毛，内密被长柔毛，花冠管与花被裂片略等长；雄蕊10，着生长于花被管上，其中有5枚较长；子房上位，长卵形，密被柔毛，2室，花柱极短，柱头扁球形。

【生境分布】生长于中海拔山地、丘陵地。分布于海南、广东、云南、台湾等地。

【性味归经】辛、苦，微温。归脾、胃、肾经。

【功能主治】行气止痛，温中止呕，纳气平喘。主治胸腹胀闷疼痛，胃寒呕吐呃逆，肾虚气逆喘急。

【用量用法】内服：1～5克，煎服，宜后下；或磨汁冲服；或入丸、散剂，每次0．5～1克。

【使用禁忌】阴虚火旺、气虚下陷者慎用。

【精选验方】

胃寒呕吐，呃逆：沉香、丁香、白豆蔻、紫苏各6克，共为末。每服3克，柿蒂5枚，煎汤送服。

胃寒呃逆不止：沉香、紫苏、豆蔻仁各3克，柿蒂7个。水煎服。

呕吐，胸腹满闷，食欲不振：沉香、丁香、木香各10克，藁陆香6克，制半夏、柿饼各30克，生姜5片。每日1剂，水煎分3次服。

羊

（《本经中品》）

【释名】羊肉

【气味】苦，甘，大热，无毒。

【主治】暖中，字乳余疾，及头脑大风汗出，虚劳寒冷，补中益气，安心止惊。

【附方】

脾虚吐食：羊肉半斤作生，以蒜、薤、酱、豉、五味子和拌，空腹食之。（《食医心镜》）

虚冷反胃：羊肉去脂作生，以蒜、薤和匀空腹食之，立效。（《外台秘要》）

壮胃健脾：羊肉三斤切，青粱米二升同煮，下五味子作粥食。（《饮膳正要》）

老人膈痞，不下饮食：用羊肉四两（切），白面六两，橘皮末一份，姜汁收如常法，入五味子作膳食，每日一次，大效。（《多能鄙事》）

胃寒下痢：羊肉一片，莨菪子末一两和，以绵裹纳下部。二度瘥。（《外台方》）

脊骨

【气味】甘，热，无毒。

【主治】虚劳寒中羸瘦。补肾虚，通督脉，治腰痛下痢。

【附方】

老人胃弱：羊脊骨一具捶碎，水五升，煎取汁三升，入青粱米四合，煮粥常食。（《食治方》）

【来源】本品为牛科动物山羊或绵羊的肉。

【形态特征】山羊，体长1～1.2米。头长，颈短，耳大，吻狭长。雌、雄额部皆有角1对，雄性的角特大；角基部略呈三角形，尖端略向后弯，角质中空，表面有环纹或前面呈瘤状。雄者颚下有总状长须。四肢细。尾短，不甚下垂。全体被粗直短毛，毛色有白、黑、灰或黑白相杂等多种。为饲养家畜之一，品种颇多。性活泼，喜登高。好采食短草、灌木和树叶等。多秋、冬交配，怀孕期140～156日，每胎产1～4头。

绵羊，体躯丰满而较宽。头短。雄者角大，弯曲呈螺旋状。母羊无角或细小。唇薄而灵活。四肢强健。尾型不一，有瘦长尾、脂尾、短尾、肥尾之分。全体被毛绵密，毛长，柔软而卷曲，多白色。为饲养家畜之一，品种颇多。胆怯，合群性强。多在秋、冬交配，怀孕期145～152日，每胎产1～5头。

【生境分布】分布很广，遍及全国各地。

【性味归经】甘，温。归脾、肾经。

【功能主治】益气补虚，温中暖下。主治虚劳羸瘦，腰膝酸软，产后虚冷，腹疼，寒疝，中虚反胃。

【用量用法】内服：煮食或煎汤。

【使用禁忌】辛温助火，阴虚有热及热证忌用。

【精选验方】

五劳七伤虚冷：肥羊腿，密盖煮烂，食汤及肉。

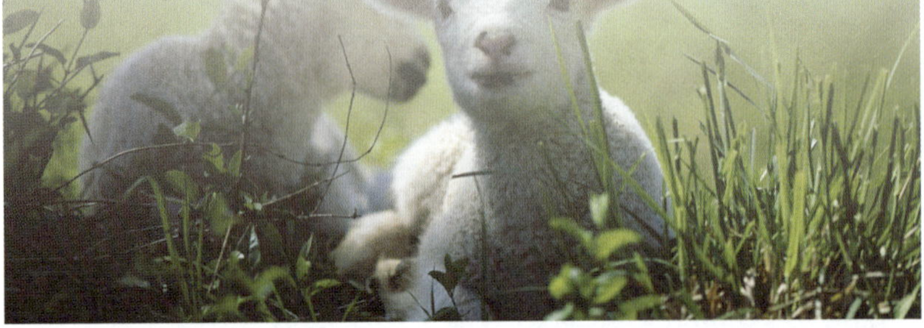

脾胃·脾胃疼痛

荔枝 （宋·《开宝》）

【释名】离枝（《纲目》），丹荔。

核

【气味】甘，温，涩，无毒。

【主治】心痛、小肠气痛，以一枚煨存性，研末，新酒调服。治疝气痛，妇人血气刺痛。

【附方】

脾痛不止：荔枝核为末，醋服二钱。数服即愈。（《卫生易简方》）

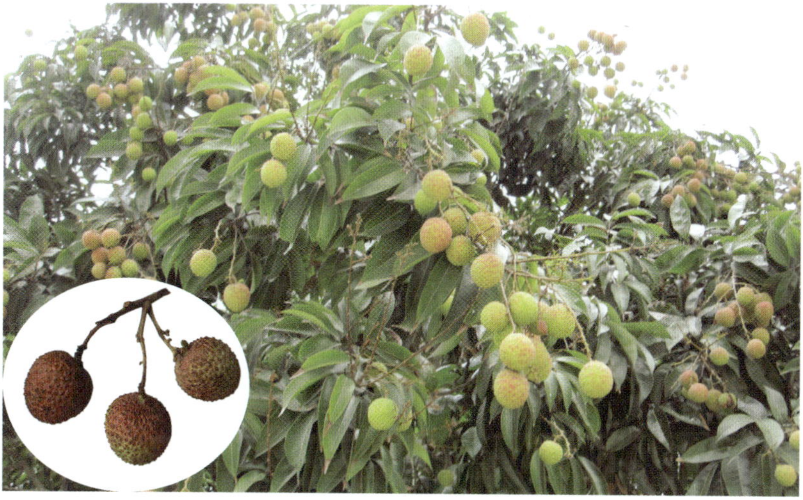

【别名】荔核、枝核、荔仁、大荔核。

【来源】本品为无患子科植物荔枝的成熟种子。

【生境分布】多栽培于果园。分布于福建、广东、广西等地。

【采收加工】夏季采摘成熟果实，除去果皮及肉质假种皮，洗净，晒干。

【性味归经】甘、微苦，温。归肝、肾经。

【功能主治】行气散结，散寒止痛。主治寒疝腹痛，睾丸肿痛。

【用量用法】内服：煎汤，5~10克；研末服，1.5~3克；或入丸、散。

【注意禁忌】无寒湿气滞者慎服。

【精选验方】

胃脘胀痛：荔枝核30克，木香20克。烘干，研细末，每次3克，开水送服。

吴茱萸

（《本经中品》）

【释名】藏器曰：茱萸南北总有，入药以吴地者为好，所以有吴之名也。

【气味】辛，温，有小毒。

【主治】温中下气，止痛，除湿血痹，逐风邪，开腠理，咳逆寒热。

【附方】

脾元气痛：用吴茱萸一两，桃仁一两，和炒茱萸焦，去茱萸，取桃仁去皮尖研细，葱白三茎，煨熟，酒浸温服。（《经验方》）

【别名】 茶辣、曲药子、食茱萸、伏辣子、臭泡子。

【来源】 本品为芸香科植物吴茱萸、石虎或疏毛吴茱萸的干燥将近成熟果实。

【形态特征】 为灌木或小乔木，小枝紫褐色，幼枝、叶轴及序轴均被锈色长柔毛，裸芽密紫褐色长茸毛。叶对生，单数羽状复叶；小叶椭圆形至卵形，全缘或有不明显的钝锯两面均密被长柔毛，有粗大腺点。花单性，雌雄异株；聚伞状圆锥花序顶生，花白色。蓇葖果，成熟时紫红色，表面有粗大的腺点。

【生境分布】 生长于温暖地带路旁、山地或疏林下。多为栽培。分布于贵州、广西、湖南、云南、四川、陕西南部及浙江等地。以贵州、广西产量较大，湖南常德产者质量佳。

【性味归经】 辛、苦，热；有小毒。归肝、脾、胃、肾经。

【功能主治】 散寒止痛，降逆止呕，助阳止泻。主治厥阴头痛，寒疝腹痛，寒湿脚气，经行腹痛，脘腹胀痛，呕吐吞酸，五更泄泻。

【用量用法】 内服：2～5克，煎服。外用：适量。

【使用禁忌】 辛热燥烈之品，易损气动火，不宜多用久服，阴虚有热者忌用。

【精选验方】

慢性胃炎，胃溃疡： 吴茱萸6克，党参12克，生姜15克，大枣5枚。水煎服。

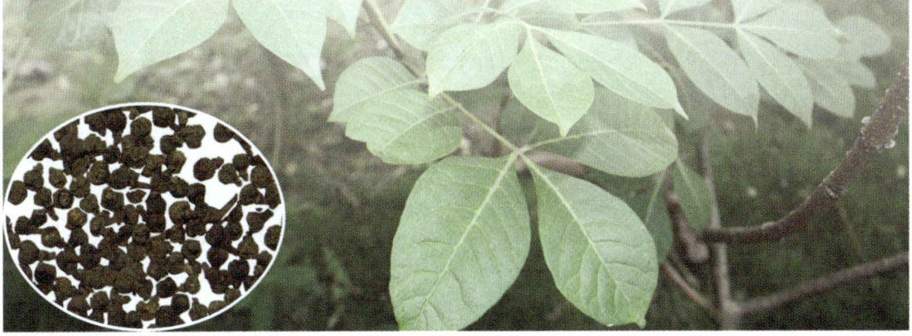

龙眼

（《别录中品》）

【释名】龙目（《吴普》），圆眼，益智（《别录》），亚荔枝（《开宝》）。

实

【气味】甘，平，无毒。

【主治】五脏邪气，安志厌食。除蛊毒，去三虫。久服强魂聪明，轻身不老，通神明。开胃益脾，补虚长智。

【附方】

思虑过度，劳伤心脾，健忘怔忡，虚烦不眠，自汗惊悸：用龙眼肉、酸枣仁（炒）、黄耆（炙）、白术（焙）、茯神各一两，木香半两，炙甘草二钱半，咀。每服五钱，姜三片，枣一枚，水二盅，煎一盅，温服。（《济生方》）

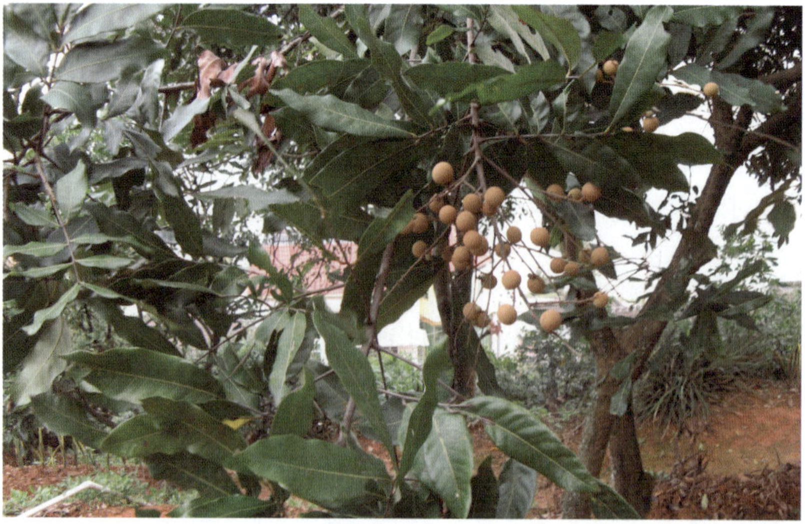

【别名】蜜脾、龙眼、益智、比目、桂圆肉、龙眼干。

【来源】本品为无患子科植物龙眼的假种皮。

【形态特征】常绿乔木，高达10米以上。幼枝被锈色柔毛。双数羽状复叶，互生，长15～20厘米；小叶2～5对，通常互生，革质，椭圆形至卵状披针形，长6～15厘米。先端短尖或钝，基部偏斜，全缘或波浪形，暗绿色，嫩时褐色，下面通常粉绿色。花两性，或单性花与两性花共存；为顶生或腋生的圆锥花序；花小，黄白色，直径4～5毫米，被锈色星状小柔毛；花萼5深裂，裂片卵形；花瓣5，匙形，内面有毛；雄蕊通常8；子房2～3室，柱头2裂。核果球形，直径1.5～2厘米，外皮黄褐色，粗糙，假种皮白色肉质，内有黑褐色种子1颗。花期3～4月，果期7～9月。

【生境分布】生长于低山丘陵台地半常绿季雨林。分布于福建、广西、台湾、广东等地，云南、贵州、四川等地也有栽培。

【性味归经】甘，温。归心、脾经。

【功能主治】补益心脾，养血安神。主治气血不足，心悸怔忡，失眠健忘，血虚萎黄。

【用量用法】内服：9～15克，煎服或炖食。

【使用禁忌】湿阻中满及有停饮者不宜用。

【精选验方】

脾胃气血两虚，心悸失眠，健忘，体倦食少，脾不统血之便血或崩漏：龙眼肉、白术、茯苓、酸枣仁、远志、当归各10克，黄耆、人参各12克，木香、甘草各5克，生姜6克，大枣3枚。水煎服。

久虚体弱或兼贫血：龙眼肉15～20克，党参、当归、薯蓣、枸杞各10克。水煎服。

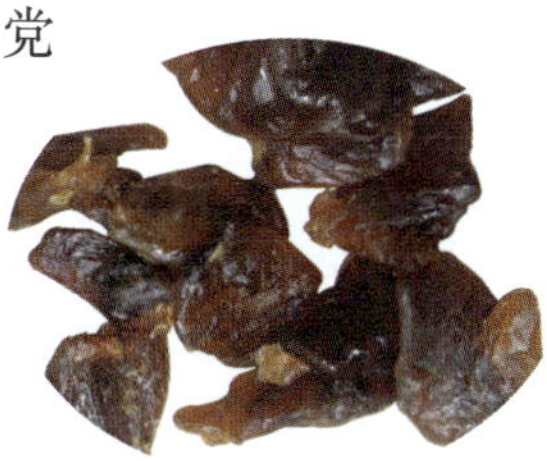

补心健脾，养血安神，老年体虚：龙眼500克，白酒1 000毫升。浸泡1月后服，每次1小杯（以不醉为准），每日早、晚饭前及睡前饮。

茯苓

（《本经上品》）

【释名】伏灵（《纲目》），伏菟（《本经》），松腴、不死面（《记事味》）。

【气味】甘，平，无毒。

【主治】胸胁逆气，忧恚惊邪恐悸，心下结痛，寒热烦满咳逆，口焦舌干，利小便。久服，安魂养神，不饥延年。

赤茯苓

【主治】泻心、小肠、膀胱湿热，利窍行水。

茯苓皮

【主治】水肿肤胀，开水道，开腠理。

神木

【主治】治脚气痹痛，诸筋牵缩。

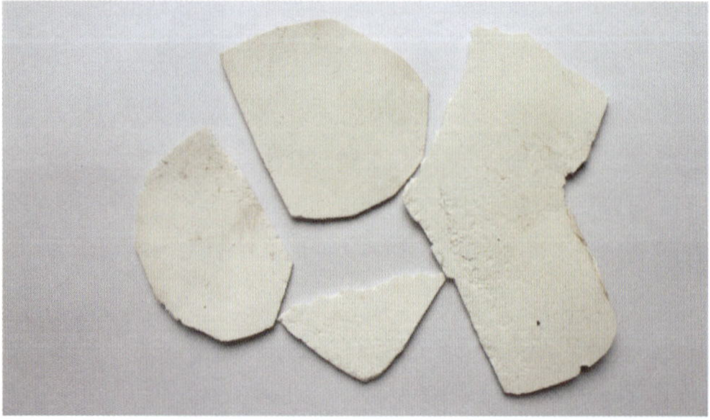

【别名】茯菟、茯灵、松薯、云苓。

【来源】本品为多孔菌科真菌茯苓的干燥菌核。

【形态特征】寄生或腐寄生。菌核埋在土内，大小不一，表面淡灰棕色或黑褐色，断面近外皮处带粉红色，内部白色。子实体平伏，伞形，直径0.5～2毫米，生长于菌核表面成一薄层，幼时白色，老时变浅褐色。菌管单层，孔多为三角形，孔缘渐变齿状。

【生境分布】生长于松科植物赤松或马尾松等树根上，深入地下20～30厘米。分布于湖北、安徽、河南、云南、贵州、四川等地。

【性味归经】甘、淡，平。归心、肺、脾、肾经。

【功能主治】利水渗湿，健脾，安神。主治水肿尿少，痰饮眩悸，脾虚食少，便溏泄泻，心神不安，惊悸失眠。

【用量用法】内服：10～15克，煎服。

【使用禁忌】虚寒精滑、气虚下陷者宜慎用。入药宜切制成薄片，以利药力溶出。

【精选验方】

脾胃虚弱、少食：茯苓粉6克，大米30～60克。煮稠粥，每日1次。

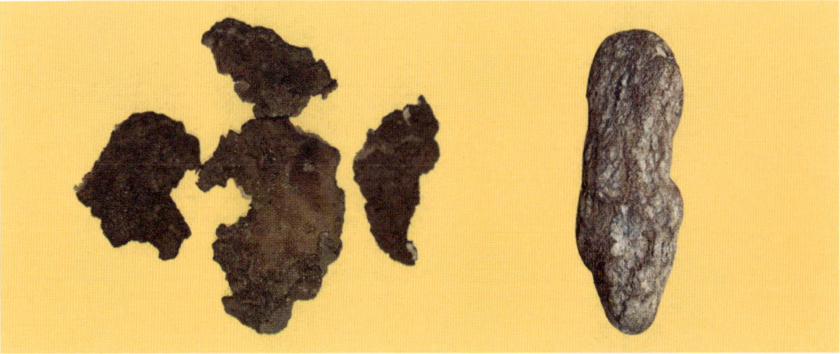

柳

（《本经下品》）

【释名】小杨（《说文》），杨柳（《弘景》）。

【气味】苦，寒，无毒。

【主治】痰热淋疾。可为浴汤，洗风肿瘙痒。煮酒，漱齿痛。

【附方】

脾胃虚弱，不思饮食，食下不化，病似翻胃噎膈：清明日取柳枝一大把熬汤，煮小米作饭，撒面滚成珠子，晒干，袋悬风处。每用烧滚水随意下米，米沉住火，少时米浮，取看无硬心则熟，可顿食之。久则面散不黏矣。（《简便方》）

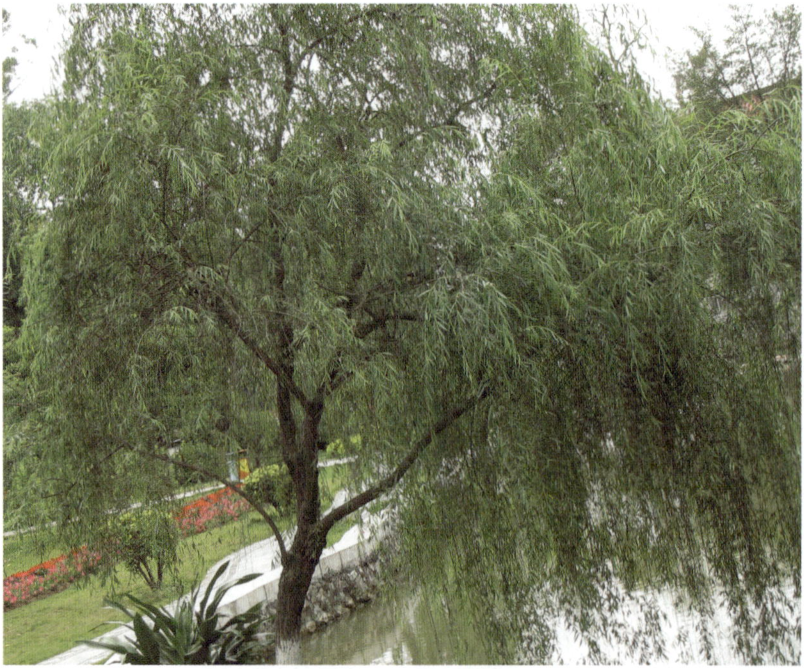

【别名】柳条、杨柳条。

【来源】本品为杨柳科植物垂柳的枝条。

【形态特征】落叶乔木，高10～12米。有长而下垂的枝，小枝褐色无毛，幼时微有毛。叶披针形至线状披针形，长9～16厘米，宽5～15毫米，先端长渐尖，基部楔形，边缘具细锯齿，上面绿色，下面带白色，侧脉15～30对；叶柄长6～12毫米。花单性，雌雄异株；葇荑花序先叶开放或与叶同时开放；总梗有短柔毛；雄花序长1.5～2厘米，雌花序长达5厘米；苞片圆形至线状披针形，早落；雄花有2腺体，雄蕊2，分离，基部具长柔毛；雌花有一腺体，子房无毛，无柄，花柱极短，柱头2裂。蒴果长3～4毫米，带绿褐色，成熟后2裂。种子有绵毛。花期3～4月，果期4～5月。

【生境分布】生于水边湿地。分布长江流域及华南各地。

【性味归经】苦，寒。归心、肺、脾、肾经。

【功能主治】祛风，利尿，止痛，消肿。主治风湿痹痛，淋病，白浊，小便不通，传染性肝炎，风肿，疔疮，丹毒，齿龋，龈肿。

【用量用法】内服：30～50克，煎服。

【使用禁忌】脾胃虚寒者慎用。

【精选验方】

慢性气管炎：柳枝120克，切碎洗净，水煎服，每日1剂，10日为1个疗程。

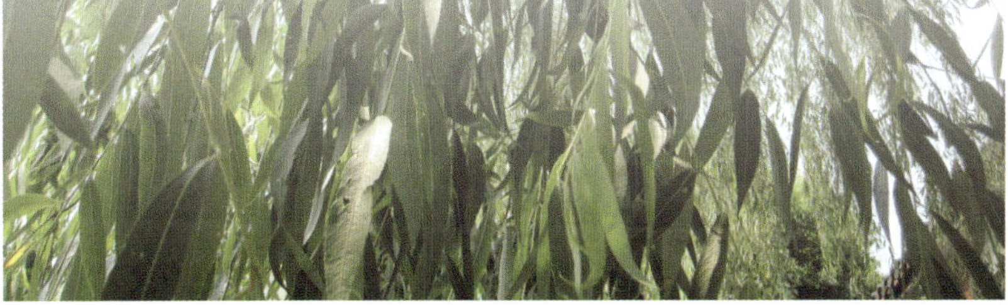

鸡

（《本经上品》）

【释名】烛夜。

黄雌鸡肉

【气味】甘，酸，咸，平，无毒。

【主治】伤中消渴，小便数而不禁，肠泻痢，补益五脏，绝伤，疗五劳，益气力。

【附方】

脾虚滑痢：用黄雌鸡一只炙，以盐、醋涂，煮熟食之。（《食医心镜》）

脾胃弱乏：黄雌鸡肉五两，白面七两，切肉作馄饨，下五味煮熟，空腹食之。每日1次，益颜色，补脏腑。

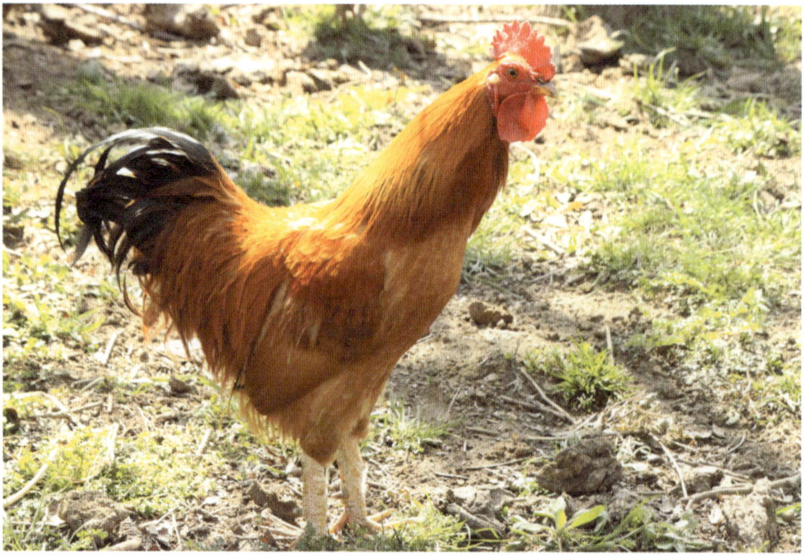

【别名】家鸡、烛夜。

【来源】本品为雉科动物家鸡的肉。

【形态特征】家禽，嘴短而坚，略呈圆锥状，上嘴稍弯曲。鼻孔裂状，被有鳞状瓣。眼有瞬膜。头上有肉冠，喉部两侧有肉垂，通常呈褐红色；肉冠以雄者为高大，雌者低小；肉垂亦以雄者为大。翼短；羽色雌、雄不同，雄者羽色较美，有长而鲜丽的尾羽；雌者尾羽甚短。足健壮，跗、跖及趾均被有鳞板；趾4，前3趾，后1趾，后趾短小，位略高，雄者跗跖部后方有距。

【生境分布】家鸡因饲养杂交的关系，口种繁多，形体大小及毛色不一。全国各地均有饲养。

【性味归经】甘，温。归脾，胃经。

【功能主治】温中，益气，补精、添髓。主治虚劳羸瘦，中虚胃呆食少，泄泻，下痢，消渴，水肿，小便频数，崩漏，带下，产后乳少，病后虚弱。

【用量用法】内服：煮食或炖汁。

【使用禁忌】凡实证、邪毒未清者不宜食。

【精选验方】

脾胃虚弱：用一只乌雄鸡和五味子煮烂食用。

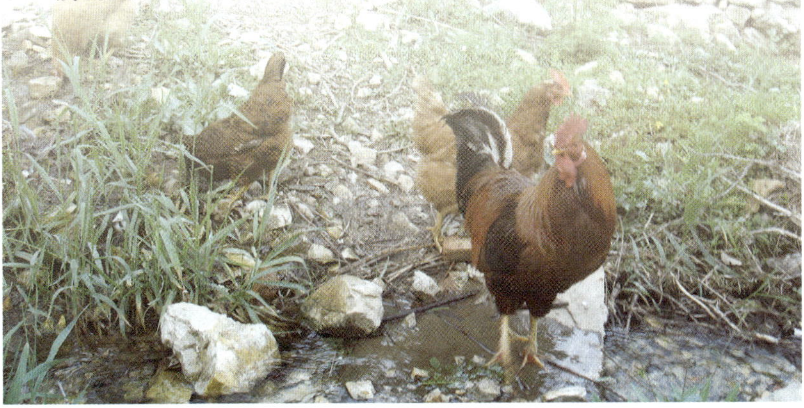

脾胃·脾虚腹泻

肉豆蔻（宋·《开宝》）

【释名】肉果（《纲目》），迦拘勒。

实

【气味】辛，温，无毒。

【主治】温中，消食止泻，治积冷心腹胀痛，霍乱中恶，鬼气冷疰，呕沫冷气，小儿乳霍。

【附方】

老人虚泻：肉豆蔻三钱，面裹煨熟，去面研，薰陆香一两，为末，陈米粉糊丸梧子大。每服五七十丸，米饮下。（《瑞竹堂方》）

【精选验方】

虚寒泄泻：肉豆蔻、补骨脂各9克。水常煎服。

虚寒泄泻：肉豆蔻2克，鸡蛋1枚，大蒜2瓣。将鸡蛋打一小孔，纳入肉豆蔻末及大蒜，外用浸透水的纸包裹4～5层，置火灰中煨熟，每日早晨空腹时服1个。

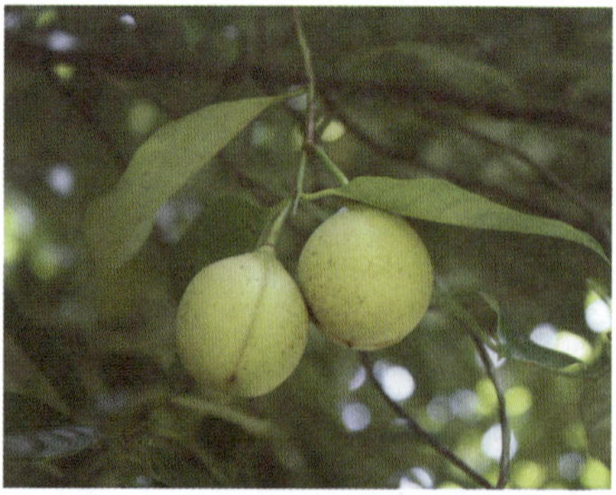

术 （《本经上品》）

【释名】山蓟（《本经》），马蓟（《纲目》），山姜（《别录》），山连（《别录》），吃力伽（《日华》）。

术（白术）

【气味】甘，温，无毒。

【主治】风寒湿痹，死肌痉疸，止汗除热消食。作煎饵久服，轻身延年不饥。

【附方】

脾虚泄泻：白术五钱，白芍药一两，冬月用肉豆蔻煨，为末，米饭丸梧子大。每米饮下五十丸，日二。（《丹溪心法》）

【精选验方】

脾虚泄泻：白术50克，芍药25克（冬月不用芍药，加肉豆蔻炒），上为末，粥丸食之。

补骨脂 （宋·《开宝》）

【释名】破故纸（《开宝》），婆固脂（《药性论》），胡韭子（《日华》）。

子

【气味】辛，大温，无毒。

【主治】五劳七伤，风虚冷，骨髓伤败，肾冷精流，及妇人血气堕胎。

【附方】

脾肾虚泻：用破故纸炒半斤，肉豆蔻生用四两，为末，肥枣丸研膏，和丸梧子大，每空腹米汤服五七十丸。《本事方》

【精选验方】

脾胃虚寒泄泻：补骨脂、肉豆蔻各9克。水煎服。

薯蓣

（《本经上品》）

【释名】土薯，山薯（《图经》），山芋（《吴普》），薯蓣（《衍义》），玉延。

根

【气味】甘，温，平，无毒。

【主治】伤中，补虚羸，除寒热邪气，补中，益气力，长肌肉，强阴。久服，耳目聪明，轻身不饥延年。

【附方】

脾胃虚弱，不思饮食：薯蓣、白术一两，人参七钱半，为末，水糊丸小豆，每米饮下四五十丸。（《普济方》）

湿热虚泻：薯蓣、苍术等份，饭丸，米饮服。大人小儿皆宜。（《濒湖经验方》）

【精选验方】

脾胃虚弱，饮食减少，体倦神疲：薯蓣、白术、莲子肉、党参各等份。水煎服。

脾虚泄泻，大便稀溏：薯蓣、党参、白术、茯苓、薏苡仁各等份。水煎服。

湿热虚泻：薯蓣、苍术等份，饭丸，米饮服。

吴茱萸（《本经中品》）

【释名】土薯，山薯（《图经》），山芋（《吴普》），薯蓣（《衍义》），玉延。

【释名】藏器曰：茱萸南北总有，入药以吴地者为好，所以有吴之名也。

【气味】辛，温，有小毒。

【主治】温中下气，止痛，除湿血痹，逐风邪，开腠理，咳逆寒热。

【附方】

多年脾泄：吴茱萸三钱泡过，入水煎汁，入盐少许，通口服。盖茱萸能暖膀胱，水道既清，大肠自固。他药虽热，不能分解清浊也。（《孙氏仁存方》）

脾劳发热：取东行茱萸根大者一尺，大春子八升，橘皮二两，三物咀，以酒一斗，浸一宿，微火薄暖之，绞去滓。平旦空腹服一升，取虫下，或死或半烂，或下黄汁。凡作药时，切忌言语。（《删繁方》）

【精选验方】

饮食生冷引起的脘腹胀痛、呕吐、泄泻：吴茱萸10克，石虎、肉桂各3克，煨木香4.5克，水煎服。

莲藕

（《本经上品》）

【释名】其根名藕（《尔雅》），其实名莲（《尔雅》），其茎名叶荷。

莲实

【释名】藕实（《本经》），石莲子（《别录》），水芝（《本经》），泽芝（《古今注》）。

【气味】甘，平，涩，无毒。

【主治】补中养神，益气力，除百疾。久服，轻身耐老，不饥延年。

【附方】

脾泄肠滑：石莲肉炒，为末。每服二钱，陈仓米调下，便觉思食，甚炒。加入香连丸，尤妙。（《丹溪心法》）

【精选验方】

脾虚腹泻：莲子、茯苓、补骨脂、六神曲各9克，薯蓣15克。水煎服。

久痢不止：老莲子（去心）60克，研细末，每次3克。米汤送服。

五倍子

（宋·《开宝》）

【释名】文蛤（《开宝》），百虫仓（《拾遗》）。

【气味】酸，平，无毒。

【主治】齿宣疳，肺脏风毒流溢皮肤，作风湿癣，瘙痒脓水，五痔下血不止，小儿面鼻疳疮。

【附方】

脾泄久痢：五倍子（炒）半斤，陈仓米（炒）一升，白丁香、细辛、木香各三钱，花椒五钱，为末。每服一钱，蜜汤下，日二服。忌生冷、鱼肉。（《集灵方》）

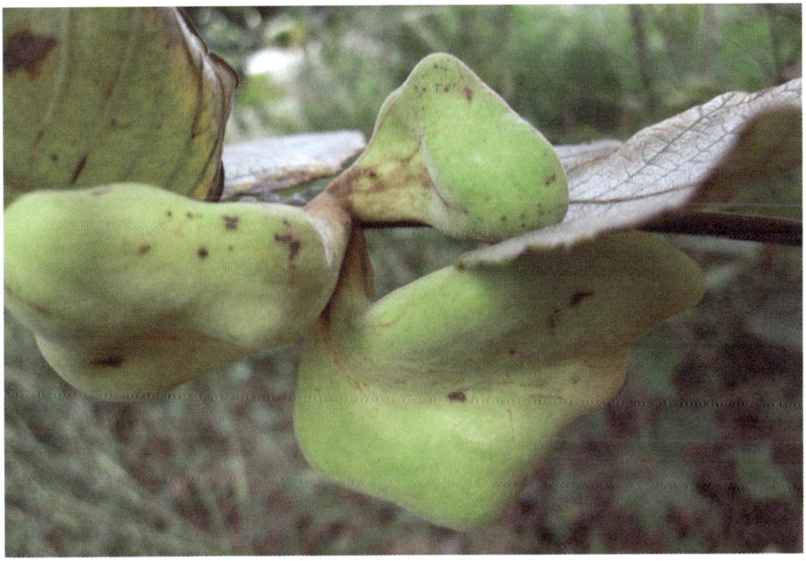

【别名】角倍、肤杨树、五倍柴、百仓虫、木附子、漆倍子、旱倍子。

【来源】本品为漆树科落叶灌木或小乔木植物盐肤木、青麸杨或红麸杨叶上寄生的虫瘿。主要由五倍蚜而形成。角倍蚜的虫瘿，称为“角倍”，倍蛋蚜的虫瘿，称为“肚倍”。

【形态特征】盐肤木为落叶灌木或小乔木，小枝、叶柄及花序都密生褐色柔毛。奇数羽状复叶，叶轴及叶柄常有翅，小叶7～13枚，卵状椭圆形或长卵形，边缘具圆粗锯齿。上面疏生短柔毛或仅脉上被毛，下面被灰褐色柔毛，无柄。圆锥花序顶生；

花小，杂性同株，黄白色，萼片与花瓣均5～9枚。果序直立，核果扁圆形，橙红色。

角倍蚜：成虫有有翅型及无翅型两种。有翅成虫均为雌虫，全体灰黑色，长约2毫米，头部触角5节，第3节最长，感觉芽分界明显，缺缘毛。翅2对，透明，前翅长约3毫米，痣纹长镰状。足3对。腹部略呈圆锥形。无翅成虫，雄者色绿，雌者色褐，口器退化。

倍蛋蚜：形态及生活史与上种相似，唯秋季迁移蚜的触角，第3节较第5节略短，感觉芽境界不明；虫瘿蛋形。寄主植物为青麸杨及红麸杨。

【生境分布】生长于向阳的山坡。分布除东北、西北外，大部分地区均有，分布于四川。

【性味归经】酸、涩，寒。归肺、大肠、肾经。

【功能主治】敛肺降火，涩肠止泻，敛汗，止血，收湿敛疮。主治肺虚久咳，肺热痰嗽，久泻久痢，自汗盗汗，消渴，便血痔血，脱肛，遗精，白浊，外伤出血，痈肿疮毒，皮肤湿烂。

【用量用法】内服：3～6克，煎服；或入丸、散剂，每次1～1.5克。外用：适量。

【使用禁忌】湿热泻痢者忌用。

【精选验方】

久泄、久痢：五倍子、茯苓各适量，研末蜜炼为丸，口服。

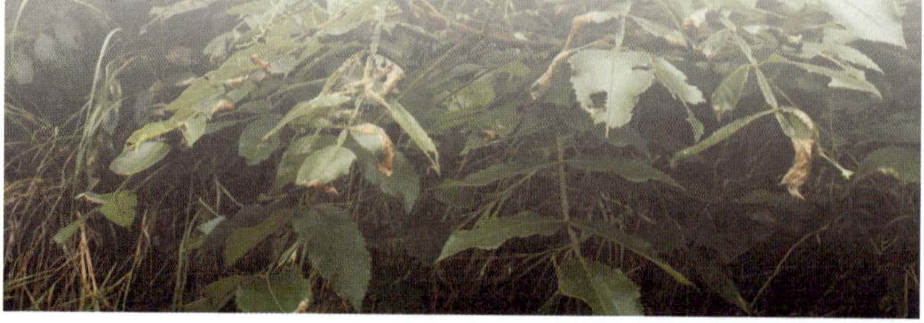

鸡

（《本经上品》）

【释名】烛夜。

黄雌鸡肉

【气味】甘，酸，咸，平，无毒。

【主治】伤中消渴，小便数而不禁，肠泻痢，补益五脏，绝伤，疗五劳，益气力。

【附方】

脾虚滑痢：用黄雌鸡一只炙，以盐、醋涂，煮熟食之。（《食医心镜》）

乌骨鸡

【气味】甘，平，无毒。

【主治】补虚劳羸弱，治消渴，中恶鬼击气腹痛，益产妇，治女人崩中带下，一切虚损诸病，大人小儿下痢禁口，并煮食饮汁，也可捣和丸药。

【附方】

脾虚滑泄：乌骨母鸡一只洗净，用豆蔻一两，草果二枚，烧存性，掺入鸡腹内，扎定煮熟，空腹食之。

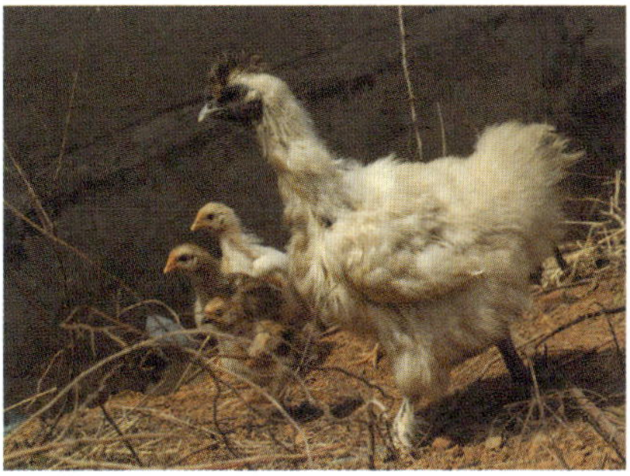

【精选验方】

补益虚弱：用一只乌雄鸡和五味子煮烂食用。

喘急

人参 （《本经上品》）

【释名】黄参（《吴普》），血参（《别录》），人衔（《本经》），土精（《别录》），地精（《广雅》）。

根

【气味】甘，微寒，无毒。

【主治】补五脏，安精神，定魂魄，止惊悸，除邪气，明目开心益智。久服轻身延年。

【附方】

喘急欲绝，上气鸣息者：人参末，汤服方寸匕，日五六服效。（《肘后方》）

【精选验方】

阳虚气喘，自汗盗汗，气短头运：人参10克，熟附子50克。分为四帖，每帖以生姜十片，流水二盏，煎一盏，温服。

桔梗 （《本经下品》）

【释名】白药（《别录》），梗草（《别录》），荠（《本经》）。

根

【气味】辛，微温，有小毒。

【主治】胸胁痛如刀刺，腹满肠鸣幽幽，惊恐悸气。

【附方】

痰嗽喘急：桔梗一两半，为末，用童子小便半升，煎四合，去滓温服。（《简要济众方》）

【精选验方】

支气管哮喘：桔梗10克，鱼腥草30克。水煎服。

急、慢性气管炎：桔梗、远志、杏仁、知母各6克，黄芩10克。水煎服。

急性扁桃体炎，急性咽炎、喉炎，失音：桔梗、荆芥、薄荷、甘草、诃黎勒、木蝴蝶各等份。水煎服。

葶苈 （《本经下品》）

【释名】丁历（《别录》），大室（《本经》），大适（《本经》），狗荠（《别录》）。

子

【气味】辛，寒，无毒。

【主治】症瘕积聚结气，饮食寒热，破坚逐邪，通利水道。

【附方】

肺湿痰喘：甜葶苈炒为末，枣肉丸服。（《摘玄方》）

【精选验方】

慢性支气管炎：葶苈子、前胡、桔梗、炙甘草、炙麻黄各6克，苦杏仁、炙紫菀、浙贝母、炒苏子、炒莱菔各9克，旋覆花10克，广地龙12克。水煎服，每日1剂。

呼吸喘促，尿黄赤涩：葶苈子12克，木通、防己、贝母各6克，桑皮15克，杏仁9克。水冲服。

栝楼

（《本经中品》）

【释名】瓜蒌（《纲目》），天瓜（《别录》），黄瓜（《别录》），地楼（《本经》）。

实

【气味】苦，寒，无毒。

【主治】胸痹，悦泽人面。润肺燥，降火，治咳嗽，涤痰结，利咽喉，止消渴，利大肠，消痈肿疮毒。

【附方】

痰喘气急：栝楼二个，明矾，同烧存性，研末。以熟萝卜蘸食，药尽病除。（《普济方》）

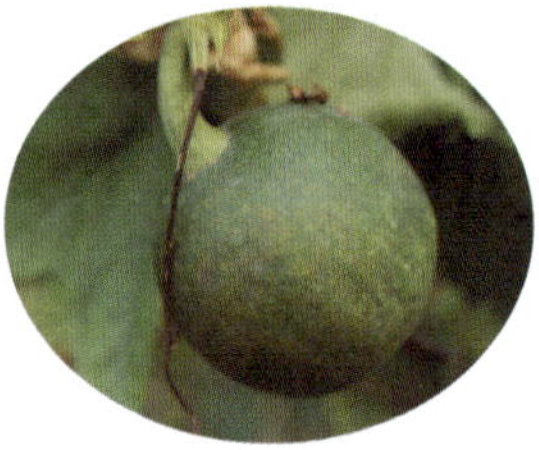

【精选验方】

咳嗽痰喘：栝楼15克，半夏、陈皮、杏仁各9克。水煎服。

防己

（《本经中品》）

【释名】解离（《本经》），石解。

【气味】辛，平，无毒。

【主治】风寒温疟，热气诸痫，除邪，利大小便。

【附方】

伤寒喘急：防已、人参等份，为末。桑白汤服二钱，不拘老小。

肺痿喘嗽：汉防已末二钱，浆水一盏，煎七分，细呷。（《儒门事亲》）

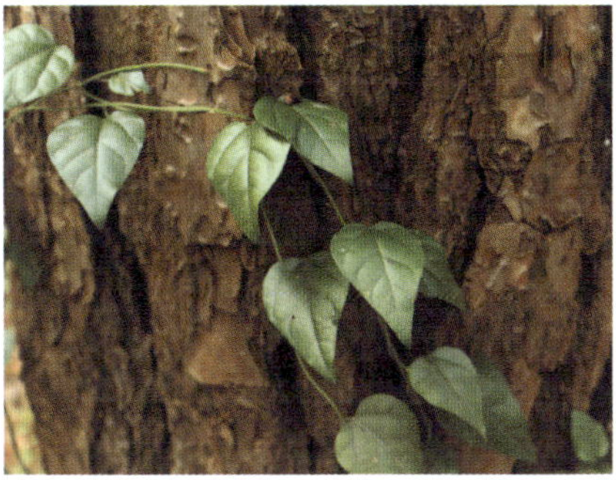

【别名】解离、石解、石蟾蜍、粉防已、倒地拱、载君行。

【来源】本品为防已科多年生木质藤本植物粉防已（汉防已）或马兜铃科多年生缠绕草本植物广防已（木防已）的根。

【形态特征】木质藤本，主根为圆柱形。单叶互生，长椭圆形或卵状披针形，先端短尖，基部圆形，全缘，下面密被褐色短柔毛总状花序，有花1～3朵，被毛花被下部呈弯曲的筒状，长约5厘米，上部扩大，三浅裂，紫色带黄色斑纹，子房下位。蒴果长圆形，具6棱，种子多数。根呈圆柱形或半圆柱形，直径1.5～4.5厘米，略弯曲，弯曲处有横沟。表面粗糙，灰棕色或淡黄色质坚硬不易折断，断面粉性，可见放射状的木质部（俗称车轮纹）。

【生境分布】生长于山野丘陵地、草丛或矮林边缘。主产于安徽、浙江、江西、福建等地。

【性味归经】苦，寒。归膀胱、肺经。

【功能主治】祛风止痛，利水消肿。主治风湿痹痛，水肿脚气，小便不利，湿疹疮毒。

【用量用法】内服：5～10克，煎服。

【使用禁忌】本品大苦大寒，易伤胃气，体弱阴虚、胃纳不佳者慎用。

【精选验方】

肺萎喘嗽：汉防己为细末。每服15克，浆水一盏，同煎至七分，和滓温服之。

薏苡仁（《本经上品》）

【释名】解蠡（《本经》），芑实（《别录》），回回米（《救荒本草》），薏珠子（《图经》）。

薏苡仁

【气味】甘，微寒，无毒。

【主治】筋急拘挛，不可屈伸，久风湿痹，下气。久服，轻身益气。

【附方】

水肿喘急：用郁李仁二两研，以水滤汁，煮薏苡仁饭，日二食之。（《独行方》）

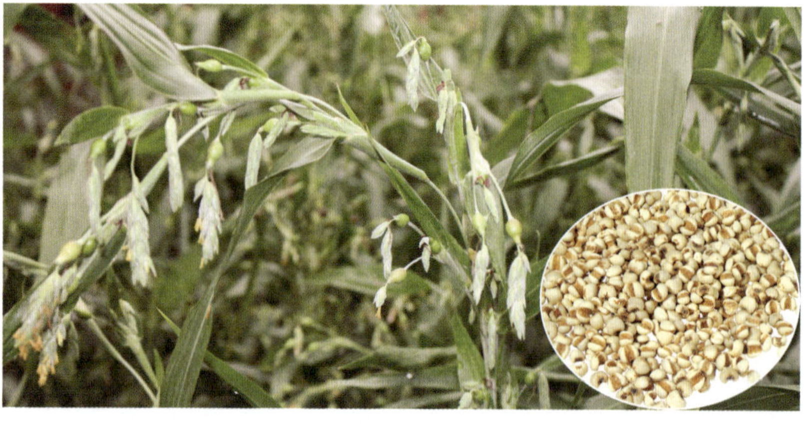

【别名】解蠡、起英、赣米、感米、薏珠子、回回米、草珠儿。

【来源】本品为禾本科多年生草本植物薏苡的成熟种仁。

【形态特征】为一年生草本。秆直立，高1～1.5米，约有10节。叶鞘光滑，上部者短于节间；叶舌质硬，长约1毫米；叶片线状披针形，长达30厘米，宽 1.5～3厘米。总状花序，腋生成束，长6～10厘米，直立或下垂，具总柄；雌小穗位于花序的下部，长7～9毫米，外包以念珠状总苞，小穗和总苞等长，能育小穗。第一颖下部膜质，上部厚纸质，先端钝，具10数脉；第二颖船形，被包于第一颖内，前端厚纸质，渐尖；第一小花仅具外稃，较颖略短，前端质较厚而渐尖；第二稃稍短于第一外稃，具3脉；内稃与外稃相似而较小；雄蕊3枚，退化，微小；雌蕊具长花柱，柱头分离，伸出总苞；退化雌小穗2个，圆柱状，并列于能育小穗的一侧，顶部突出于总苞；雄小穗常3个着生于一节，其中一个无柄，长 6～7毫米，颖革质，第一颖扁平，两侧内折成脊，前端钝，具多条脉；第二颖船形，具多数脉；内含2小花，外稃和内稃都是薄膜质；每小花含雄蕊3个；有柄小穗和无柄小穗相似，但较小或更退化。果实成熟时，总苞坚硬具珐琅质，卵形或卵状球形，内包颖果；颖果，长约5毫米。花、果期7～10月。

【生境分布】生长于河边、溪潭边或阴湿山谷中。我国各地均有栽培。长江以南各地有野生。

【性味归经】甘、淡，凉。归脾、胃、肺经。

【功能主治】利水渗湿，健脾止泻，除痹，排脓，解毒散结。主治水肿，脚气，小便不利，脾虚泄泻，湿痹拘挛，肺痈，肠痈，赘疣，癌肿。

【用量用法】内服：9～30克，煎服。药力缓和，用量须大，宜久煎。健脾止泻宜炒用，清热利湿宜生用。可煮粥食用，为食疗佳品。

【使用禁忌】津液不足者慎用。

【精选验方】

慢性肾炎水肿：薏苡仁、鱼腥草各等份。水煎服。

莱菔（《唐本草》）

【释名】萝卜，雹突（《尔雅》），紫花菘（《尔雅》），温菘（《尔雅》），土酥。

【气味】根：辛，甘，叶：辛，苦，温，无毒。

【主治】散服及炮煮服食，大下气，消谷和中，去痰癖，肥健人；生捣汁服，止消渴，试大有验。主吞酸，化积滞，解酒毒，散淤血，甚效。末服，治五淋。丸服，治白浊。煎汤，洗脚气。饮汁，治下痢及失音，并烟熏欲死。生捣，涂打扑烫火伤。

子

【气味】辛，甘，平，无毒。

【主治】研汁服，吐风痰。同醋研，消肿毒。

【附方】

高年气喘：萝卜子炒，研末，蜜丸梧子大。每服五十丸，白汤下。（《济生秘览》）

痰气喘息：萝卜子炒，皂荚烧存性，等份为末，姜汁和，炼蜜丸梧子大。每服五七十丸，白汤下。（《简便单方》）

【精选验方】

久咳痰喘，咳嗽气急多痰：莱菔子、葶苈子各3克，紫苏子9克。水煎服。

薯蓣

（《本经上品》）

【释名】土薯，山薯（《图经》），山芋（《吴普》），薯蓣（《衍义》），玉延。

【气味】甘，温，平，无毒。

【主治】伤中，补虚羸，除寒热邪气，补中，益气力，长肌肉，强阴。久服，耳目聪明，轻身不饥延年。

【附方】

痰气喘息：生薯蓣捣烂半碗，入甘蔗汁半碗，和匀。顿热饮之，立正。（《简便单方》）

【精选验方】

阴虚咳喘：鲜薯蓣30克，熟地黄、山茱萸肉（去净核）、生龙骨各15克，柿饼（冲服）、生杭芍各12克，牛蒡子（炒捣）、紫苏子（炒捣、蜜炙）各6克。水煎服。

痰气喘急：鲜薯蓣250克。洗净，去皮，捣为泥，加入200毫升现榨取的鲜甘蔗汁，搅拌均匀，隔水炖熟，趁热顿服。

杏

（《别录下品》）

【释名】甜梅。

核仁

【气味】甘，温，有小毒。

【主治】咳逆上气雷鸣，喉痹，下气，产乳金疮，寒心奔豚。

【附方】

咳逆上气：不拘大人小儿。以杏仁三升去皮法，炒黄研膏，入蜜一升，杵熟。每食前含之，咽汁。（《千金方》）

上气喘急：杏仁、桃仁各半两，去皮尖炒研，用水调生面和，丸梧子大。每服十丸，姜、蜜汤下，微利为度。（《圣济总录》）

喘促浮肿，小便淋沥：用杏仁一两，去皮尖熬研，和米煮粥，空腹吃二合妙。（《食医心镜》）

【精选验方】

外感咳嗽：杏仁10克，枇杷花、车前草各15克。水煎服。

哮喘：杏仁、桃仁各10克。捣烂，冰糖适量，蒸服。

梨（《别录下品》）

【释名】快果，果宗，玉乳，蜜父。

实

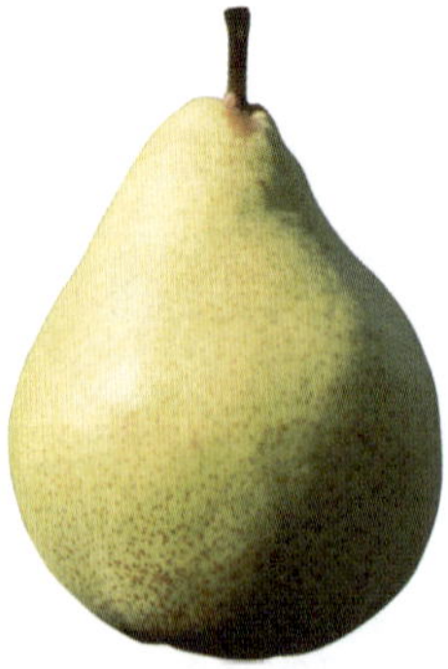

【气味】甘，微酸，寒，无毒。

【主治】润肺凉心，消痰降火，解疮毒、消毒。

【附方】

痰喘气急：梨剜空，纳小黑豆令满，留盖合住系定，糠火煨熟，捣作饼。每日食之，至效。（《摘玄方》）

木皮

【主治】解伤寒时气。

【别名】快果，果宗，玉乳，蜜父。

【来源】本品为蔷薇科植物白梨、沙梨、秋子梨等栽培种的果实。

【形态特征】白梨，落叶乔木。小枝粗壮，幼时有柔毛，越年生的枝紫褐色，有皮孔。叶互生；革质；卵形或椭圆状卵形，长5~40厘米，宽约6厘米，先端锐尖，基部阔楔形，罕圆形，叶缘锯齿锐细如针，初时两面有绒毛，后变光滑；叶柄长2.5~7厘米。伞形总状花序，有花7~10朵；花梗长1.5~3厘米；苞片2，针状；萼片基部狭窄，有腺状锯齿。内面有黄色细毛；花瓣5，白色，卵形；雄蕊20；花柱5或4，与雄蕊约等长，光滑。梨果球状卵形，直径2.5~3厘米；先端留有残萼；果梗长3~4厘米；果皮黄白色，稍有斑点。花期4月。果期9月。

沙梨，乔木。小枝光滑或幼时有毛。叶略革质；卵状长椭圆形或卵形，长7~13厘米，宽4~8厘米，先端长尖，基部圆形或近乎心脏形，或广楔形，边缘密生刺尖状锯齿，两面无毛，或嫩枝叶有绒毛；叶柄长3~4厘米。伞形总状花序，有花6~9朵；萼片5，自基部分裂，三角状卵形，先端长尖，长0.6~1厘米，较花托长2倍，缘有腺质锯齿，内面基部有黄毛；花瓣5，卵形，长1.5~4.5厘米，白色，先端有不规则的缺刻，基部有短爪；雄蕊20；花柱5或4，无毛，与雄蕊同长。梨果近球形，皮赤褐色，或青白色：果肉稍硬，顶部无残萼。种子楔状卵形，稍扁平，黑褐色。花期4月。果熟期9月。

秋子梨，乔木。嫩枝有绵毛，旋即脱落。叶近圆形或广卵形，长5~10厘米，宽4~8厘米，先端尾尖，边缘有刺毛状尖锯齿，基部通常圆形，有时心形，两面无毛，光泽；叶柄长2~6厘米，幼时有毛。伞形总状花序，有花6~12朵：萼片三角形，先端渐尖，边有绒毛；花瓣白色；雄蕊多数。梨果近球形，径长1.5~6.5厘米，暗绿色稍带褐色，或黄色，常有红色斑点；花萼宿存；果柄直生，不下垂，长1.5~2厘米。花期4月。果期9月。

【生境分布】白梨分布华北、西北和辽宁等地；沙梨分布长江流域以南各地及淮河流域；秋子梨分布我国东北及河北、山东、山西、陕西、甘肃等地。

【性味归经】甘、微酸，凉。归肺、胃经。

【功能主治】生津，润燥，清热，化痰。主治热病津伤烦渴，消渴，热咳，痰热惊狂，噎膈，便秘。

【用量用法】内服：生食、（去皮、核）捣汁或熬膏。外用：捣敷或捣汁点眼。

【使用禁忌】脾虚便溏及寒嗽忌服。

【精选验方】

痰水咳嗽：将好梨去核后捣成一碗汁，放入秦椒40粒，煎沸后去滓，入红糖50克，细细含咽即愈。

痰水咳嗽：用一个梨刺上50个孔，每孔放秦椒1粒，用面裹好，柴灰火煨熟，待冷后去掉椒吃。

痰水咳嗽：梨捣汁1升，加酥、蜜各50克，地黄汁1000毫升，煎成后含咽。

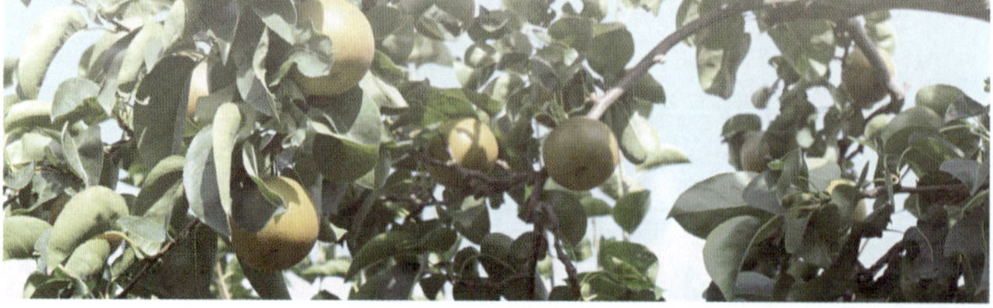

皂荚

（《本经中品》）

【释名】皂角（《纲目》），鸡栖子（《纲目》），乌犀（《纲目》），悬刀。

皂荚

【气味】辛，咸，温，有小毒。

【主治】风痹死肌邪气，风头泪出，利九窍，杀精物。

【附方】

咳逆上气，唾浊不得卧：用皂荚炙，去皮、子，研末，蜜丸梧子大。每服一丸，枣膏汤下，日三、夜一服。

牙病喘息，喉中水鸡鸣：用肥皂荚两挺酥炙，取肉为末，蜜丸豆大。每服一丸，取微利为度。不利更服，每日一服。（《必效方》）

【精选验方】

湿痰壅滞，胸闷咳喘：猪牙皂角1克，焙干研末，红枣汤调服。

痰喘咳嗽：长皂荚3条（去皮、子）一荚入巴豆10粒，一荚入半夏10粒，一荚入杏仁10粒，用姜汁制杏仁，麻油制巴豆，蜜制半夏，一处火炙黄色，为末。每卧一匙，临卧以姜汁调下。

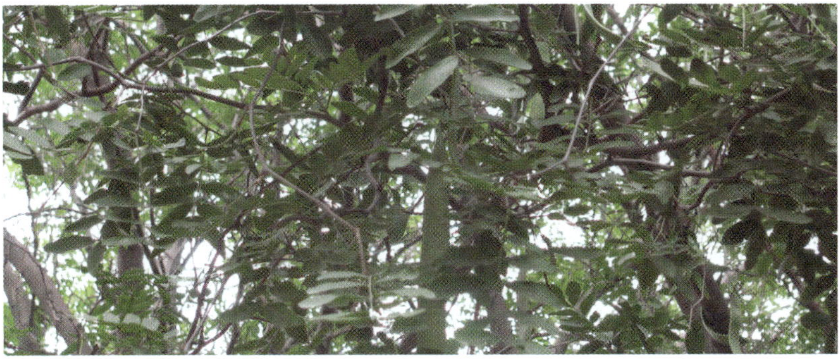

榆 （《本经上品》）

【释名】零榆（《本经》）。

白皮

【气味】甘，平，无毒。

【主治】大小便不通，利水道，除邪气。久服，断谷轻身不饥。

【附方】

咳喘不止：榆白皮阴干焙为末。每日旦用水五合，末二钱，煎如胶，服。（《食疗本草》）

【精选验方】

喘咳：榆根白皮12克。水煎分2次早、晚分服，每日1剂，连服3～5天。

巴豆 （《本经下品》）

【释名】巴菽（《本经》），刚子（《炮炙》），老阳子。

【气味】辛，温，有毒。

【主治】伤寒温疟寒热，破症瘕结聚坚积，留饮痰癖，大腹水胀，荡练五脏六腑，开通闭塞，利水谷道，去恶肉，除鬼毒蛊疰邪物，杀虫鱼。

【附方】

寒痰气喘：巴豆五粒，青橘皮一片，展开入刚子一个，麻扎定，火上烧存性，研末。姜汁和酒一盅，呷服。（《张果医说》）

【别名】巴仁、泻果、巴米、红子仁。

【来源】本品为大戟科常绿乔木植物巴豆的干燥成熟果实。

【形态特征】常绿小乔木。叶互生，卵形至矩圆状卵形，顶端渐尖，两面被稀疏的星状毛，近叶柄处有2腺性。花小，成顶生的总状花序，雄花生上，雌花在下；蒴果类圆形，3室，每室内含1粒种子。果实呈卵圆形或类圆形。长1.5～2厘米，直径1.4～1.9厘米。表面黄白色，有6条凹陷的纵棱线。去掉果壳有3室，每室有1枚种子。

【生境分布】多为栽培植物；野生长于山谷、溪边、旷野，有时也见于密林中。主产于四川、广西、云南、贵州等省。

【性味归经】辛，热；有大毒。归胃、大肠经。

【功能主治】外用蚀疮。主治恶疮疥癣，疣痣。

【用量用法】外用适量，研末涂患处，或捣烂以纱布包擦患处。

【使用禁忌】孕妇禁用；不宜与牵牛子同用。生品不做内服。

【精选验方】

支气管哮喘及哮喘性支气管炎：巴豆15克，研末，用鲜姜汁调成糊状，做成枣核大栓剂，中间留一小孔，外裹一层薄药棉。用时根据病情轻重，塞入一侧或双侧后鼻腔内，每天1次，每次置放1～2小时，7次为1个疗程。

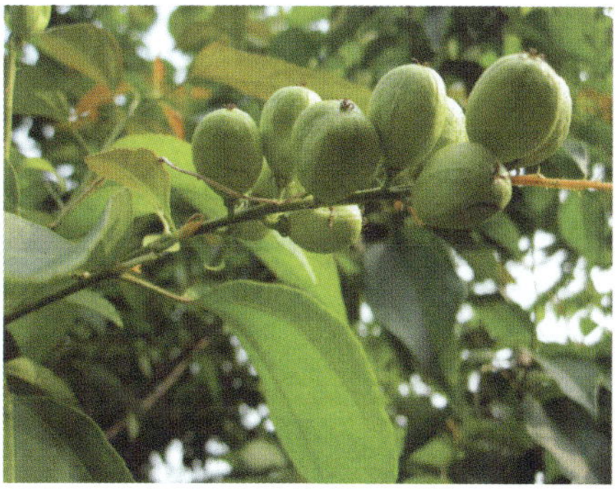

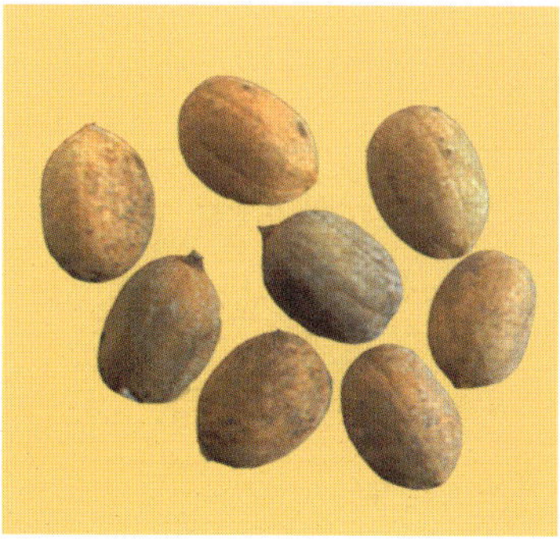

胡椒

（《唐本草》）

【释名】味履支。

实

【气味】辛，大温，无毒。

【主治】下气温中去痰，除脏腑中风冷。

【附方】

虚寒积癖：用胡椒二百五十粒，蝎尾四个，生木香二钱半，为末，粟米饭丸绿豆大。每服二十丸，橘皮汤下。在背膜之外，流于两胁，气逆喘急，久则营卫凝滞，溃为痈疽，多致不救。（《济生方》）

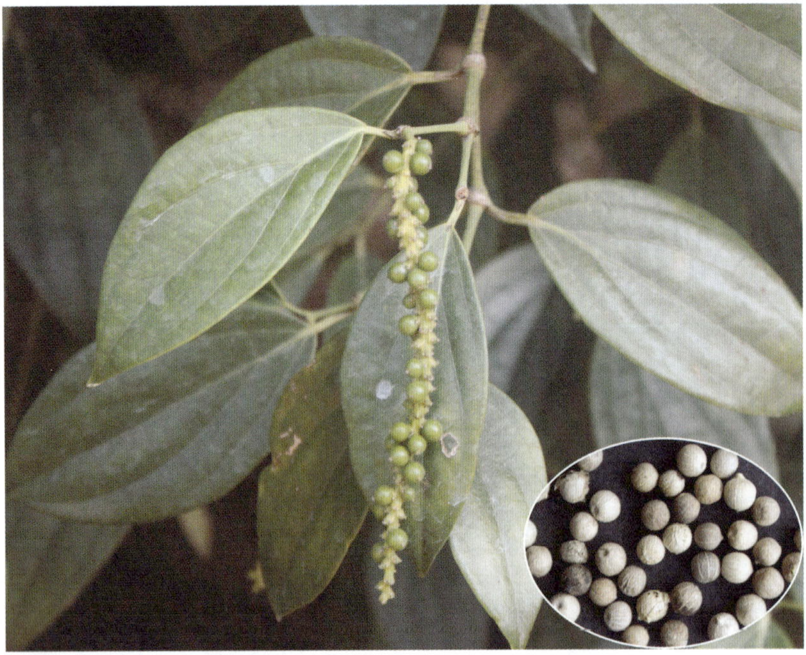

【别名】浮椒、玉椒、白胡椒、黑胡椒。

【来源】本品为胡椒科植物胡椒的干燥近成熟果实或成熟果实。

【形态特征】常绿藤本。茎长达5米许，多节，节处略膨大，幼枝略带肉质。叶互生，叶柄长1.5～3厘米，上面有浅槽；叶革质，阔卵形或卵状长椭圆形，长8～16厘米，宽4～7厘米，先端尖，基部近圆形，全缘，上面深绿色，下面苍绿色，基出脉5～7条，在下面隆起。花单性，雌雄异株，成为杂性，成穗状花序，侧生茎节上；总花梗与叶柄等长，花穗长约10厘米；每花有一盾状或杯状苞片，陷入花轴内，通常具侧生的小苞片；无花被；雄蕊2，花丝短，花药2室；雌蕊子房圆形，1室，无花柱，柱头3～5枚，有毛。浆果球形，直径4～5毫米，稠密排列，果穗圆柱状，幼时绿色，熟时红黄色。种子小。花期4～10月，果期10月至次年4月。

【生境分布】生长于荫蔽的树林中。分布于海南、广东、广西、云南等地。

【性味归经】辛，热。归胃、大肠经。

【功能主治】温中止痛，下气消痰。主治寒痰食积，脘腹冷痛，反胃，呕吐清水，泄泻，冷痢。并解食物毒。

【用量用法】内服：煎汤，2～4克。研末服，0.5～1克。外用：适量。

【使用禁忌】胃热或胃阴虚者忌用。

【精选验方】

虚寒性胃痛：胡椒49粒，大红枣7枚。将红枣去核，每个枣内纳入胡椒7粒，用线扎好，饭锅上蒸烂，共捣为丸，绿豆大，烘干。每服7～10丸，温开水送服。服后如胃中出现灼热饥饿感，吃些粥、饭即安。

阿胶 （《本经上品》）

【释名】傅致胶（《本经》）。

【气味】甘，平，无毒。

【主治】心腹内崩，劳极洒洒。如疟状，腰腹痛，四肢酸痛，女子下血，安胎。久服，轻身益气。

【附方】

肺风喘促（涎朝眼窜）：用透明阿胶切炒，以紫苏、乌梅肉（焙研）等份，水煎服之。（《直指方》）

【精选验方】

润肺止咳：阿胶、银耳各5克，将银耳水发洗净后与打碎的阿胶同放碗中，隔水蒸3小时，可加冰糖少许调味。

肺燥咳嗽：阿胶3～9克。烊化兑服。

哮喘

贝母 （《本经中品》）

【释名】勤母（《别录》），苦菜（《别录》），苦花（《别录》），空草（《别录》），药实。

根

【气味】辛，平，无毒。

【主治】伤寒烦热，淋沥邪气疝瘕，喉痹乳难，金疮风痉。疗腹中结实，心下满，目眩项直，咳嗽上气，止烦热渴，出汗，安五脏，利骨髓。服之不饥断谷。消痰，润心肺。末和砂糖丸含，止嗽。主胸胁逆气，时疾黄疸。研末点目，去肤翳。

【精选验方】

老年哮喘：川贝母、天麻各等份。共研细粉，每日3次，每日2～3克，温开水送服。

咳嗽、支气管炎、哮喘：川贝母6克，苦杏仁、桃仁各5克，地龙9克。水煎每日分2～3次服。

咳嗽、支气管炎、哮喘：川贝母、紫苏子各5克，葶苈子3克，制半夏6克，大黄2克。水煎服，每日2～3次。

补骨脂 （宋·《开宝》）

【释名】破故纸（《开宝》），婆固脂（《药性论》），胡韭子（《日华》）。

子

【气味】辛，大温，无毒。

【主治】五劳七伤，风虚冷，骨髓伤败，肾冷精流，及妇人血气堕胎。男子腰疼，膝冷囊湿，逐诸冷痹顽，止小便，腹中冷。兴阳事，明耳目。治肾泄，通命门，暖丹田，敛精神。

【精选验方】

哮喘：补骨脂15克，核桃仁60克。水煎后常服。

肾虚哮喘：补骨脂12克，核桃仁20克，生姜3片，大蒜20瓣，蜂蜜50克。水煎常服。

杜衡

（《别录中品》）

【释名】杜葵《纲目》，马蹄香（《唐本》），土卤（《尔雅》），土细辛（《纲目》）。

根

【气味】辛，温，无毒。

【主治】风寒咳逆。作浴汤，香人衣体。

【附方】

痰气哮喘：杜衡焙研，每服二三钱，正发时淡醋调下，少顷吐出痰涎为验。（《普济方》）

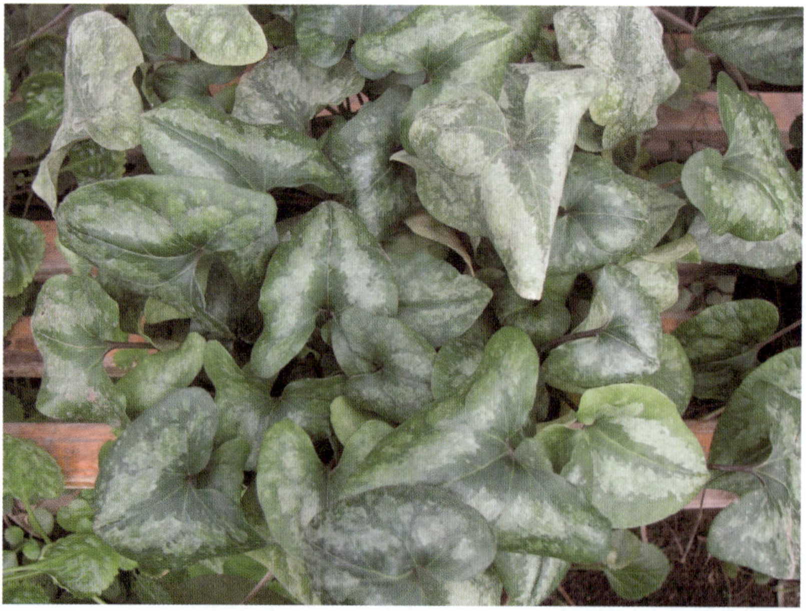

【别名】 土卤、杜蘅、杜葵、土杏、马蹄香、杜衡葵、土细辛、蘅薇香、南细辛。

【来源】 本品为马兜铃科植物杜衡的根茎及根或全草。

【形态特征】 多年生草本。根茎短。叶柄长，芽胞叶肾状心形或倒卵形，边缘有睫毛；叶片阔心形至肾状心形，先端钝或圆，基部心形，上面深绿色，中脉两旁有白色云斑，脉上及其近缘有短毛，下面浅绿色。花暗紫色，花被管钟状或圆筒状，内壁具明显格状网眼，花被裂片直立，卵形，平滑，无乳突皱褶；药隔稍伸出；子房半下位，花柱离生，先端2浅裂。柱头卵状，侧生。花期4～5月。

【生境分布】 生于林下或沟边阴湿地。

【性味归经】 辛，温；有小毒。归肺、肝、肾、膀胱经。

【功能主治】 散风逐寒，消痰行水，活血，平喘，定痛。主治风寒感冒，痰饮喘咳，水肿，风湿，跌打损伤，头疼，龋齿痛，痧气腹痛。

【用量用法】 内服：1.5～3克，煎服；浸酒或入散剂。外用：研末吹鼻或捣敷。

【使用禁忌】 体虚多汗、咳嗽咯血及孕妇忌服。

【精选验方】

温肺散寒，化痰定喘： 杜衡3～6克。水煎服。

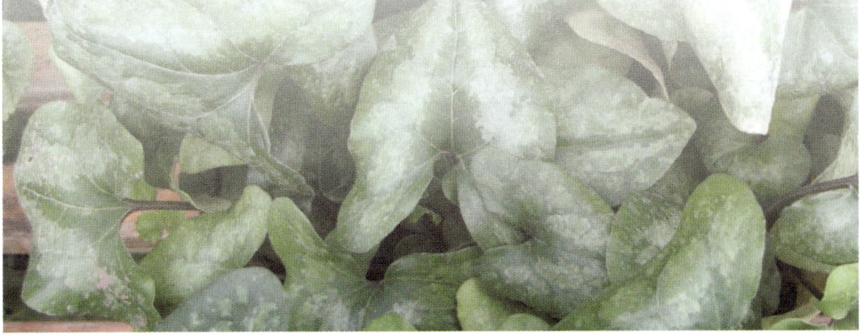

沉香

（《别录上品》）

【释名】沉水香（《纲目》），蜜香。

【气味】辛，微温，无毒。
【主治】风水毒肿，去恶气。

【精选验方】
支气管哮喘：沉香1.5克，侧柏叶3克。共研为末，内服。

胡椒

（《唐本草》）

【释名】昧履支。

实

【气味】辛，大温，无毒。
【主治】下气温中去痰，除脏腑中风冷。去胃口虚冷气，宿食不消，霍乱气逆，心腹卒痛，冷气上冲。调五脏，壮肾气，治冷痢，杀一切鱼、肉、鳖、蕈毒。去胃寒吐水，大肠寒滑。暖肠胃，除寒湿，反胃虚胀，冷积阴毒，牙齿浮热作痛。
【附方】
伤寒咳逆（日夜不止，寒气攻胃）：胡椒三十粒打碎，麝香半钱，酒一盅，煎半盅，热服。（《圣惠方》）

【精选验方】
支气管哮喘：取白胡椒7粒，填入青蛙1只（不分雌雄）口内，以针线缝之。置于有盖口杯内，加水1羹匙，隔水炖之。水开后连炖12小时，趁热内服，服胡椒、汤及部分肉，不食肠肚。隔3～5日服1次，5次为1个疗程。需服第2个疗程者要隔10日。

胡桃 （宋·《开宝》）

【释名】羌桃（《名物志》），核桃。

核仁

【气味】甘，平，温，无毒。

【主治】食之令人肥健，润肌，黑须发。多食利小便，去五痔。捣和胡粉，拔白须发，内孔中，则生黑毛。烧存性，和松脂研，敷瘰疬疮。

【精选验方】

哮喘：核桃仁15克，炒杏仁12克，生姜3克。每日1剂，水煎分3次服。

哮喘：核桃仁、炒杏仁各45克。共研为末，炼蜜为丸，每丸6克，每晚睡前用姜汤送服1丸。

哮喘，支气管炎：核桃仁、白胡椒各7粒，杏仁2粒，木鳖子（去壳）10克，糯米6克，鸡蛋1个。将前五味药共研为末，用鸡蛋清调成糊状，敷涌泉穴（男左女右），5日内忌生冷食物。

老年性支气管哮喘：核桃仁、党参各5克。将党参切成小块，与核桃仁一起置于茶杯内，倒入刚开的水，密泡20分钟左右即可代茶饮，可反复冲泡，每日上午和晚上各泡1剂。药茶同食之。

莱菔 （《唐本草》）

【释名】萝卜，雹突（《尔雅》），紫花菘（《尔雅》），温菘（《尔雅》），土酥。

【气味】根：辛，甘。叶：辛，苦，温，无毒。

【主治】散服及炮煮服食，大下气，消谷和中，去痰癖，肥健人；生捣汁服，止消渴，试大有验《唐本》。主吞酸，化积滞，解酒毒，散淤血，甚效。末服，治五淋。丸服，治白浊。煎汤，洗脚气。饮汁，治下痢及失音，并烟熏欲死。生捣，涂打扑烫火伤。

子

【气味】辛，甘，平，无毒。

【主治】研汁服，吐风痰。同醋研，消肿毒。

【精选验方】

支气管炎：莱菔子、紫苏子、白芥子各9克。水煎服，每日3次。

银杏 （《日用》）

【释名】白果（《日用》），鸭脚子。

核仁

【气味】甘，苦，平，涩，有毒。

【主治】生食引疳解酒，熟食益人。

【精选验方】

支气管哮喘：炙麻黄、旋覆花（包煎）、全栝楼各10克，炒杏仁9克，制桑白皮、炒银杏（打碎）各12克，地龙30克，防风、制僵蚕、全蝎各15克。水煎服，每日1剂。

皂荚（《本经中品》）

【释名】皂角（《纲目》），鸡栖子（《纲目》），乌犀（《纲目》），悬刀。

皂荚

【气味】辛，咸，温，有小毒。

【主治】风痹死肌邪气，风头泪出，利九窍，杀精物。

【精选验方】

哮喘：红枣500克，蒸熟去皮核，捣成泥，大皂荚90克，研细末和入作丸，如绿豆大，焙干，每日3次，每次3克，温开水送服。1周后哮喘渐平，咳嗽，咳痰均减。一般用药3个月诸症皆愈。

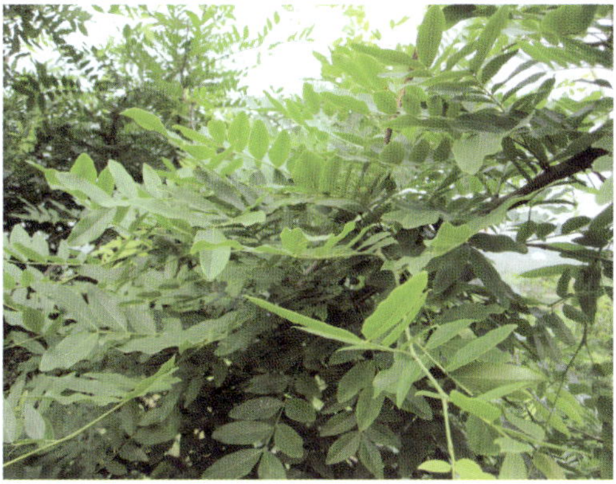

吐逆

人参（《本经上品》）

【释名】黄参（《吴普》），血参（《别录》），人衔（《本经》），鬼盖（《本经》），神草（《别录》）。

【附方】肺虚久咳：人参末二两，鹿角胶（炙研）一两。每服三钱，用薄荷、豉汤一盏，葱少许，入铫子煎一二沸，倾入盏内。遇咳时，温呷三五口，甚佳。（《食疗本草》）

咳嗽吐血：人参、黄耆、飞罗面各一两，百合五钱，为末，水丸梧子大。每服五十丸，食前茅根汤下。用人参、藁陆香、辰砂等份，为末，乌梅肉和丸弹子大。每白汤化下一丸，每日一服。（《朱氏集验方》）

【精选验方】

呕吐不止：人参须、黄连（研末）各3克，生姜汁适量。将参须水煎，取汁，与黄连末、生姜汁和匀，每日分3次服下。

细辛（《本经上品》）

【释名】小辛（《本经》），少辛。

根

【气味】辛，温，无毒。

【主治】咳逆上气，头痛脑动，百节拘挛，风湿痹痛死肌。久服明目，利九窍，轻身长年。

【附方】

虚寒呕哕，饮食不下：细辛去叶半两，丁香二钱半，为末。每服一钱，柿蒂汤下。

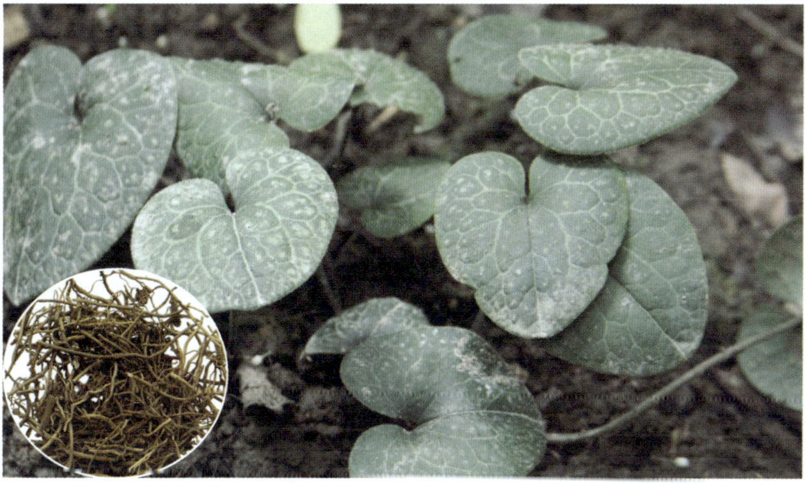

【别名】小辛、细草、少辛、细条、独叶草、山人参、金盆草。

【来源】本品为马兜铃科植物北细辛、汉城细辛或华细辛的干燥全草。

【形态特征】北细辛：多年生草本，高10～25厘米，叶基生，1～3片，心形至肾状心形，顶端短锐尖或钝，基部深心形，全缘，两面疏生短柔毛或近于无毛；有长柄。花单生，花被钟形或壳形，污紫色，顶端3裂，裂片由基部向下反卷，先端急尖；雄蕊12枚，花丝与花药等长；花柱6。蒴果肉质，半球形。华细辛：与上种类似，唯叶先端渐尖，上面散生短毛，下面仅叶脉散生较长的毛。花被裂片由基部沿水平方向开展，不反卷。花丝较花药长1.5倍。

汉城细辛：根茎直径0.1～0.5厘米，节间长0.1～1厘米。基生叶多为2,叶柄有毛，叶片较厚，花被裂片开展。果实半球形。

华细辛：根茎长5～20厘米，直径0.1～0.2厘米，节间长0.2～1厘米。基生叶1～2，叶片较薄，心形，先端渐尖。花被裂片开展。果实近球形。气味较弱。

【生境分布】生长于林下腐植层深厚稍阴温处，常见于针阔叶混交林及阔叶林下、密集的灌木丛中、山沟底稍湿润处、林缘或山坡疏林下的湿地。前2种分布于辽宁、吉林、黑龙江等省，习称辽细辛；后一种分布于陕西等众多省（区）。

【性味归经】辛，温。归心、肺、肾经。

【功能主治】祛风散寒，解表，通窍，止痛，温肺化饮。主治风寒感冒，头痛，牙痛，鼻塞流涕，鼻鼽，鼻渊，风湿痹痛，痰饮喘咳。

【用量用法】内服：1～3克，水煎服。0.5～1克，入丸、散用。外用：适量。

【使用禁忌】阴虚干咳、阴虚阳亢头痛，肾功能不良者忌用。反藜芦。

【精选验方】

虚寒咳嗽痰喘：细辛、干姜各3克，五味子、麻黄各6克，紫苏子、茯苓各10克。水煎服。

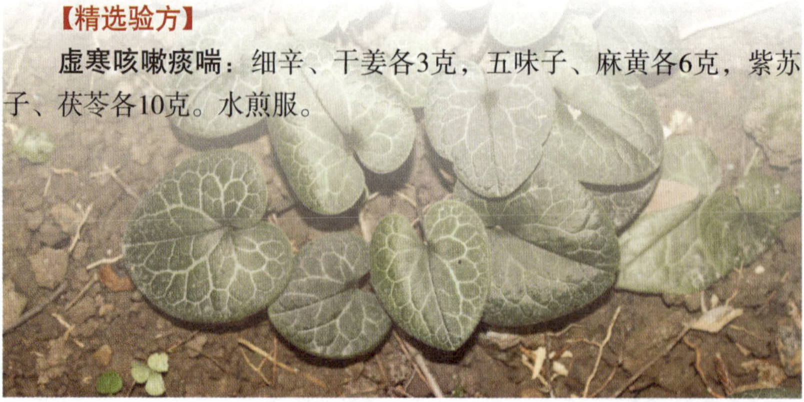

半夏

（《本经下品》）

【释名】守田（《本经》），水玉（《本经》），地文（《别录》），和姑（《本经》）。

根

【气味】辛，平，有毒。

【主治】伤寒寒热，心下坚，胸胀咳逆，头眩，咽喉肿痛，肠鸣，下气止汗。

【附方】

呕逆厥逆，内有寒痰：半夏一升洗滑焙研，小麦面一升，水和作弹丸，水煮熟。初吞四五枚，日三服。稍增至十五枚，旋煮旋吞。觉病减，再作。忌羊肉、饧糖。

【精选验方】

胃寒呕吐：制半夏、藿香各9克，丁香、生姜各3克。水煎服。

急性消化不良呕吐，胃部胀闷：制半夏、茯苓各9克，生姜15克。水煎服。

肉豆蔻

（宋·《开宝》）

【释名】肉果（《纲目》），迦拘勒。

实

【气味】辛，温，无毒。

【主治】温中，消食止泻，治积冷心腹胀痛，霍乱中恶，鬼气冷疰，呕沫冷气，小儿乳霍。

【附方】

老人虚泻：肉豆蔻三钱，面裹煨熟，去面研，乳香一两，为末，陈米粉糊丸梧子大。每服五七十丸，米饮下。（《瑞竹堂方》）

【精选验方】

呕吐、纳差：肉豆蔻1粒。将肉豆蔻炒后研为细末，每日2次，米汤送服。

沉香

（《别录上品》）

【释名】沉水香（《纲目》），蜜香。

【气味】辛，微温，无毒。

【主治】风水毒肿，去恶气。

【精选验方】

呕吐：沉香、丁香、白术、茯苓各9克，甘草3克，姜炙黄连4克。水煎服。

呕吐：沉香末2.5克，桔梗60克。将桔梗煎成浓汁，每日3次冲服沉香末。

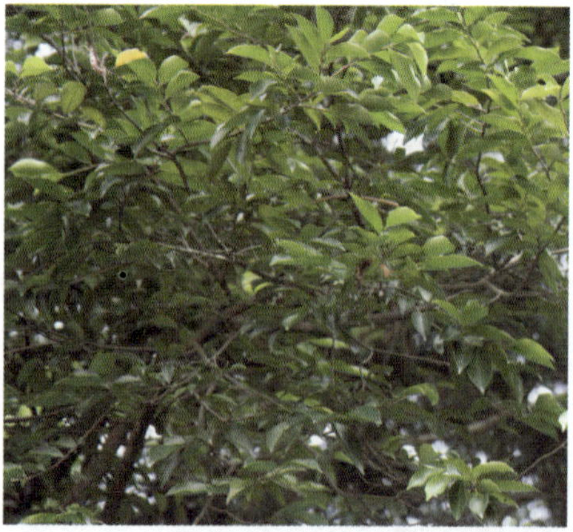

丁香

（宋·《开宝》）

【释名】 丁子香（《嘉》），鸡舌香。

【气味】 辛，温，无毒。

【主治】 温脾胃，止霍乱痈胀，风毒诸肿，齿疳。能发诸香。

【附方】

胃冷呕逆，气厥不通： 丁香三个，陈橘皮一块（去白焙），水煎，热服。（《十便良方》）

伤寒呃逆，哕逆不定： 丁香一两，干柿蒂（焙）一两，为末。每服一钱，煎人参汤下。（《简要济众方》）

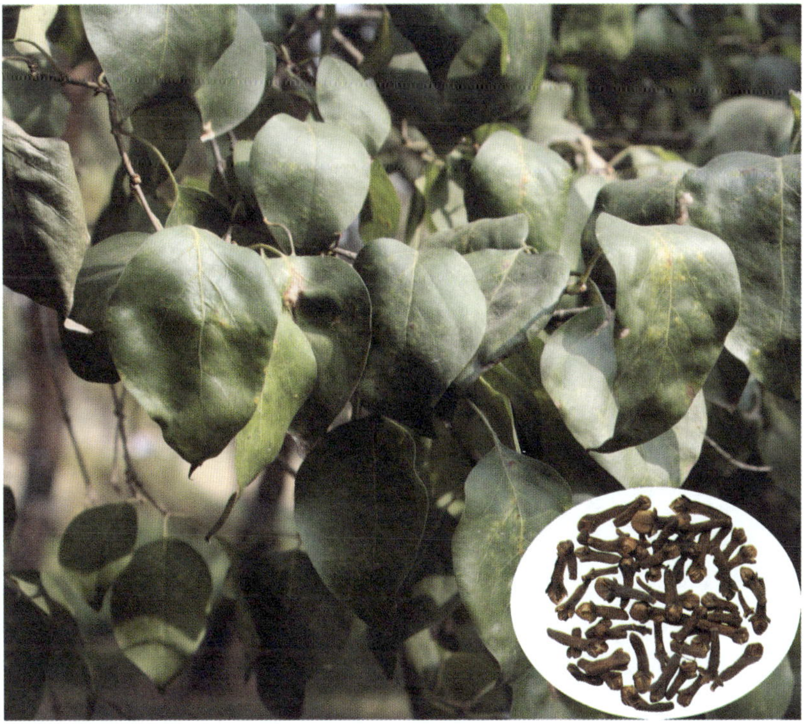

【别名】公丁香、丁子香、母丁香。

【来源】本品为桃金娘科植物丁香的干燥花蕾。

【形态特征】常绿乔木，高达12米。单叶对生，革质，卵状长椭圆形至披针形，先端尖，全缘，基部狭窄，侧脉平行状，具多数透明小油点。花顶生，复聚伞花序；萼筒先端4裂，齿状，肉质。花瓣紫红色，短管状，具4裂片，雄蕊多数，成4束与萼片互生，花丝丝状；雄蕊1枚，子房下位，2室，具多数胚珠，花柱锥状，细长。浆果椭圆形，长2.5厘米，红棕色。顶端有宿萼。稍似鼓槌状，长1～2厘米，上端蕾近似球形，下端萼部类圆柱形而略扁，向下渐狭。表面呈红棕色或暗棕色，有颗料状突起，用指甲刻划时有油渗出。香气浓郁，味辛辣，后有微麻舌感。

【生境分布】生长于路边、草坪或向阳坡地或与其他花木搭配栽植在林缘。主要产于坦桑尼亚、马来西亚、印度尼西亚，我国海南省也有栽培。

【性味归经】辛，温。归脾、胃、肾经。

【功能主治】温中降逆，补肾助阳。主治脾胃虚寒所致呃逆呕吐，食少吐泻，心腹冷痛，肾虚阳痿，疝气。

【用量用法】内服：1～3克，煎服或研末冲服。或研末外敷。

【使用禁忌】胃热引起的呃逆或兼有口渴口苦口干者不宜食用；热性病及阴虚内热者忌食。不宜与郁金同用。

【精选验方】

胃肠功能紊乱、消化不良、慢性肠炎：对于肾阳不足，脾胃虚寒，症见畏寒肢冷，食少便溏、完谷不化者，常配伍肉桂、附子、干姜、肉豆蔻、木香、茯苓，如（《三因方》）桂苓丸。对于胃肠受寒，腹痛腹泻者，也可用肉桂配丁香各等份，共研细粉，每次0.6～1.5克，每日3次，或用少许放膏药上贴于肚脐处。对于胃肠痉挛，脘腹冷痛者，也可单用肉桂粉，每服5克，每日2次，或与干姜、吴茱萸同用，水煎服。

厚朴

（《本经中品》）

【释名】 烈朴（《日华》），赤朴（《别录》），厚皮（《别录》），重皮（《广雅》）。

皮

【气味】 苦，温，无毒。

【主治】 中风伤寒，头痛寒热惊悸，气血痹，死肌，去三虫。

【附方】

痰壅呕逆，心胸满闷，不下饮食： 厚朴一两，姜汁炙黄为末。非时米饮调下二钱匕。（《圣惠方》）

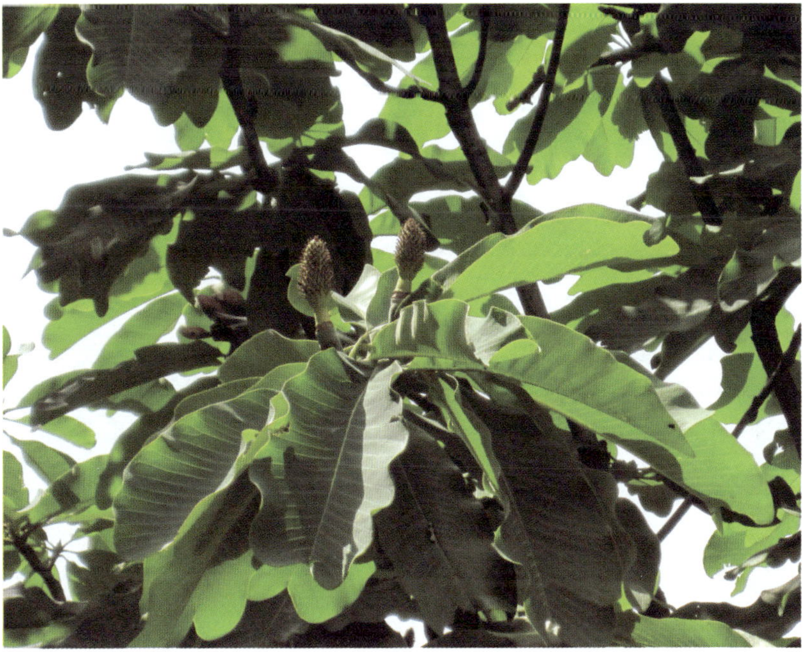

【别名】 厚皮、重皮、赤朴、烈朴、川朴、紫油厚朴。

【来源】 本品为木兰科落叶乔木植物厚朴或凹叶厚朴的干燥干皮、根皮及枝皮。

【形态特征】 落叶乔木，高7～15米；树皮紫褐色，冬芽由托叶包被，开放后托叶脱落。单叶互生，密集小枝顶端，叶片椭圆状倒卵形，革质，先端钝圆或具短尖，基部楔形或圆形，全缘或微波状，背面幼时被灰白色短绒毛，老时呈白粉状。花与叶同时开放，单生枝顶，白色，直径约15厘米，花梗粗壮，被棕色毛；雄蕊多数，雌蕊心皮多数，排列于延长的花托上。聚合果圆卵状椭圆形，木质。

【生境分布】 常混生长于落叶阔叶林内或生长于常绿阔叶林缘。分布于四川、安徽、湖北、浙江、贵州等地。以湖北恩施地区所产紫油朴质量最佳，其次四川、浙江产者也佳。

【性味归经】 苦、辛，温。归脾、胃、肺、大肠经。

【功能主治】 燥湿消痰，下气除满。主治湿滞伤中，脘痞吐泻，食积气滞，腹胀便秘，痰饮喘咳。

【用量用法】 内服：3～10克，煎服。

【使用禁忌】 本品辛苦温燥湿，易耗气伤津，故气虚津亏者及孕妇当慎用。

【精选验方】

消化不良，食少口腻，胸闷腹胀，呕吐，便溏： 厚朴10克，苍术6克，陈皮、甘草各3克。水煎服。

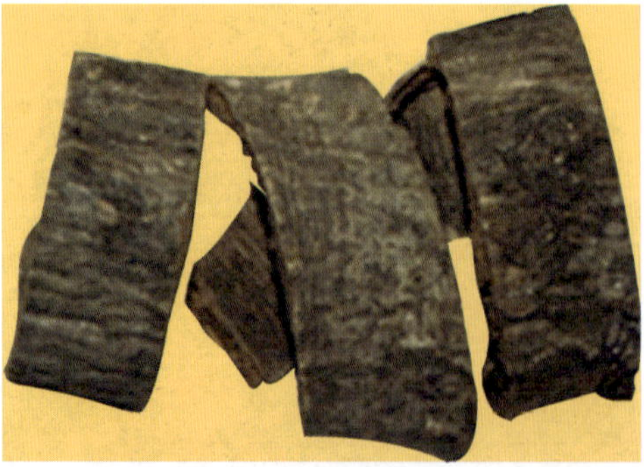

山楂

（《唐本草》）

【释名】赤爪子（《唐本》），鼠楂（《唐本》），猴楂（《危氏》），茅楂（《日用》）。

实

【气味】酸，冷，无毒。

【主治】煮汁服，止水痢。沐头洗身，治疮痒。煮汁洗漆疮，多瘥。治腰痛有效。消食积，补脾，治小儿疝气，发小儿疮疹。健胃，行结气。治妇人产后儿枕痛，恶露不尽，煎汁入砂糖服之，立效。化饮食，消肉积症瘕，痰饮痞满吞酸，滞血痛胀。化血块气块，活血。

【精选验方】

伤食而致的呕吐：焦山楂12克。水煎服。

消化不良：焦山楂10克，红糖适量。水煎，常服用。

食欲不化，食欲不振：山楂15克，麦芽10克，莱菔子8克，大黄2克。开水浸泡，代茶常饮。

茯苓

（《本经上品》）

【释名】伏灵（《纲目》），伏菟（《本经》），松腴、不死面（《记事味》）。

【气味】甘，平，无毒。

【主治】胸胁逆气，忧恚惊邪恐悸，心下结痛，寒热烦满咳逆，口焦舌干，利小便。久服，安魂养神，不饥延年。

赤茯苓

【主治】泻心，小肠，膀胱湿热，利窍行水。

茯苓皮

【主治】水肿肤胀，开水道，开腠理。

神木

【主治】治脚气痹痛，诸筋牵缩。

【精选验方】

老年体弱，反胃、呃逆：茯苓30克，鸡肉60克。加适量调味品做成馅儿，用面粉皮包馄饨煮食。

大便秘塞

黄耆（《唐本草》）

【释名】黄芪（《纲目》），戴糁（《本经》），戴椹（《别录》），芰草（《别录》），王孙（《药性论》）。

根

【气味】甘，微温，无毒。

【主治】痈疽久败疮，排脓止痛，大风癞疾，五痔鼠瘘，补虚，小儿百病。

【附方】

老人秘塞：绵黄耆、陈皮去白各半两，为末。每服三钱，用大麻子一合，研烂，以水滤浆，煎至乳起，入白蜜一匙，细煎沸，调药空腹服，甚者不过二服。此药不冷不热，常服无秘塞之患，其效如神。（《和剂局方》）

【别名】箭芪、黄耆、绵芪、绵黄芪。

【来源】本品为豆科植物蒙古黄芪或膜肤黄芪的干燥根。

【形态特征】多年生草本。茎直立，上部有分枝。奇数羽状复叶互生，小叶12～18对；小叶片广椭圆形或椭圆形，下面被柔毛；托叶披针形。总状花序腋生；花萼钟状，密被短柔毛，具5萼齿；花冠黄色，旗瓣长圆状倒卵形，翼瓣及龙骨瓣均有长爪；雄蕊10，二体；子房有长柄。荚果膜质，半卵圆形，无毛。花期6～7月，果期7～9月。

【生境分布】生长于土层深厚、土质疏松、肥沃、排水良好、向阳高燥的中性或微酸性砂质壤土，平地或向阳的山坡均可种植。分布于山西、黑龙江、内蒙古等地，以山西雁北、忻州地区产棉芪、内蒙古及东北栽培的为优。

【性味归经】甘，微温。归肺、脾经。

【功能主治】补气升阳，固表止汗，利水消肿，生津养血，行滞通痹，托毒排脓，敛疮生肌。主治气虚乏力，食少便溏，中气下陷，久泻脱肛，便血崩漏，表虚自汗，气虚水肿，内热消渴，血虚萎黄，半身不遂，痹痛麻木，痈疽难溃，久溃不敛。

【用量用法】内服：9～30克，煎服；大剂量可用至30～120克。补气升阳蜜炙用，其他方面多生用。

【使用禁忌】疮疡初起，表实邪盛及阴虚阳亢等证，不宜用。

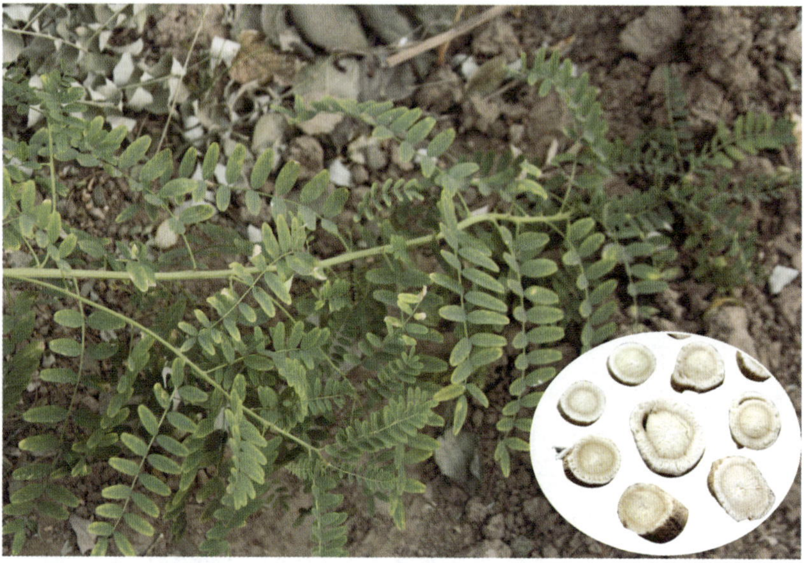

【精选验方】

气虚便秘：黄芪12克，党参、白术、当归各9克，炙甘草、陈皮、升麻、柴胡各4.5克。水煎服。

决明

（《本经上品》）

【释名】时珍曰：此马蹄决明也，以明目之功而名。

子

【气味】咸，平，无毒。

【主治】青盲，目淫肤，赤白膜，眼赤泪出。久服益精光，轻身。

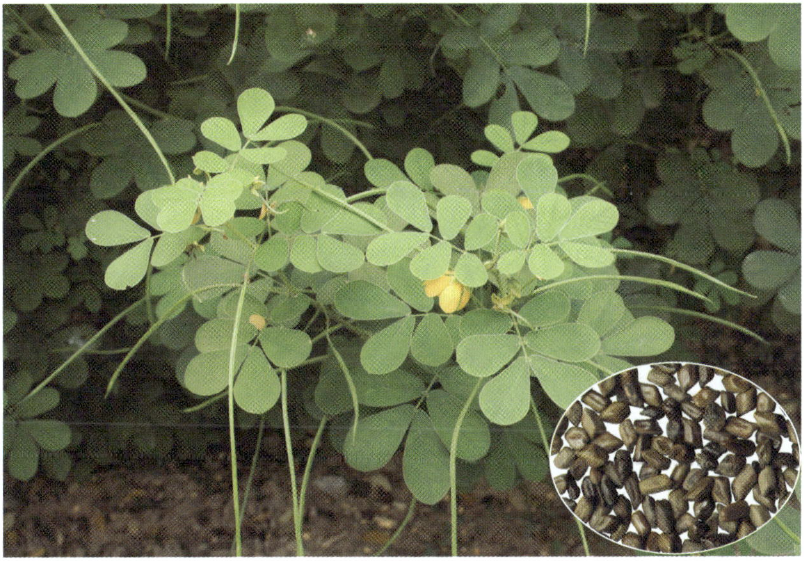

【别名】决明、羊明、草决明、还瞳子、羊角豆、假绿豆、马蹄决明。

【来源】本品为豆科一年生草本植物决明或小决明的干燥成熟种子。

【形态特征】决明：一年生半灌木状草本；高1～2米，上部多分枝，全体被短柔毛。双数羽状复叶互生，有小叶2～4对，在下面两小叶之间的叶轴上有长形暗红色腺体；小叶片倒卵形或倒卵状短圆形，长1.5～6.5厘米，宽1～3厘米，先端圆形，有小突尖，基部楔形，两侧不对称，全缘。幼时两面疏生柔毛。花成对腋生，萼片5，分离；花瓣黄色，倒卵形，具短爪，最上瓣先端有凹，基部渐窄。子房细长弯曲，柱头头状。荚果4棱柱状，略扁，稍弯曲。种子多数，菱状方形，淡褐色或绿棕色，有光泽，两侧面各有一条线形的宽0.3～0.5毫米浅色斜凹纹。

小决明：与决明形态相似，但植株较小，通常不超过130厘米。下面两对小叶间各有1个腺体；小花梗、果实及果柄均较短；种子较小，两侧各有1条宽1.5～2毫米的绿黄棕色带。具臭气。

【生境分布】生长于村边、路旁和旷野等处。分布于安徽、广西、四川、浙江、广东等省（区），南北各地均有栽培。

【性味归经】甘、苦、咸，微寒。归肝、肾、大肠经。

【功能主治】清肝明目，润肠通便。主治目赤涩痛，羞明多泪，头痛眩晕，目暗不明，大便秘结。

【用量用法】内服：9～15克，煎服。

【使用禁忌】气虚便溏者慎用。

【精选验方】

便秘腹胀：决明子、莱菔子各20克。水煎服。

便秘：决明子9克，蜂蜜30克（或单用决明子50克）。水煎服。

便秘：决明子30克，土木香12克。以水煎服。

大便燥结：决明子10克，菊花3克，山楂片15克。共放入热水瓶中，加入沸水冲泡，30分钟后可代茶饮。

地黄 （《本经上品》）

【释名】苄，芑，地髓（《本经》）。

生地黄

【主治】妇人崩中血不止，及产后血上薄心闷绝。伤身胎动下血，胎不落，堕坠折，淤血留血，鼻衄吐血，皆捣饮之。解诸热，通月水，利水道。捣贴心腹，能消淤血。

【精选验方】

阴虚便秘：生地黄、麦冬各25克，玄参30克。水煎服。

便秘：取熟地黄150克，蜂蜜50克。先将熟地黄加水1 000毫升，浸泡2小时，然后用文火反复煎煮3次，药液混合，再对蜂蜜煮沸，分装于2个生理盐水瓶内备用。用时，每日早晨服、中午各服250毫升，晚上服500毫升，连续服药3日。

当归

（《本经中品》）

【释名】乾归（《本经》），山蕲（《尔雅》），白蕲（《尔雅》），文无（《纲目》）。

根

【气味】苦，温，无毒。

【主治】咳逆上气，温疟寒热，妇人漏下绝子，诸恶疮疡金疮，煮汁饮之。

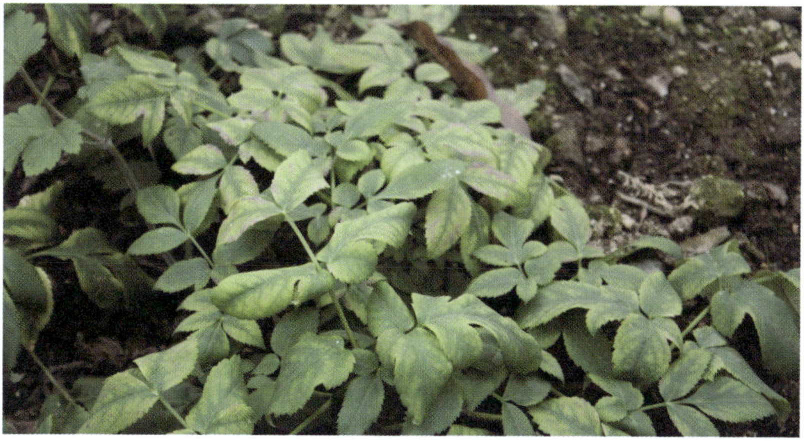

【别名】秦归、云归、西当归、岷当归、马尾归。

【来源】本品为伞形科多年生草本植物当归的干燥根。

【形态特征】多年生草本，茎带紫色，有纵直槽纹。叶为二至三回奇数羽状复叶，叶柄基部膨大呈鞘，叶片卵形，小叶片呈卵形或卵状披针形，近顶端一对无柄，一至二回分裂，裂片边缘有缺刻。复伞形花序顶生，无总苞或有2片。双悬果椭圆形，分果有5棱，侧棱有翅，每个棱槽有1个油管，结合面2个油管。

【生境分布】生长于高寒多雨的山区；多栽培。分布于甘肃省岷县（古秦州），产量大质优。其次四川、云南、湖北、陕西、贵州等地也有栽培。

【性味归经】甘、辛，温。归肝、心、脾经。

【功能主治】补血活血，调经止痛，润肠通便。主治血虚萎黄，眩晕心悸，月经不调，经闭痛经，虚寒腹痛，风湿痹痛，跌扑损伤，痈疽疮疡，肠燥便秘。酒当归活血通经。主治经闭痛经，风湿痹痛，跌扑损伤。

【用量用法】内服：6～12克，煎服；浸酒，熬膏或入丸、散。外用：适量，多入膏药中。

【使用禁忌】本品味甘，滑肠，湿盛中满，大便溏泻者不宜。

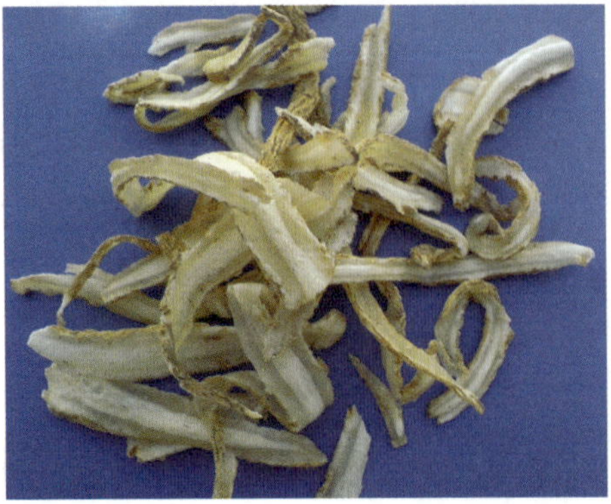

【精选验方】

老人便秘：当归30克，麻油适量。先用麻油浸泡当归1周，再用小火油炸当归，去渣去油汁约150毫升，置于地上一昼夜，以去火毒，每日早、晚各服30毫升。

沉香

（《别录上品》）

【释名】沉水香（《纲目》），蜜香。

【气味】辛，微温，无毒。
【主治】风水毒肿，去恶气。

【精选验方】

习惯性便秘：沉香2克，肉苁蓉、火麻仁各5克。将火麻仁砸碎，其他药切成小碎块一起置入茶杯内，倒入开水，密盖浸泡20分钟即可代茶饮。可反复冲饮，每晚泡1剂。

栝楼

（《本经中品》）

【释名】瓜蒌（《纲目》），天瓜（《别录》），黄瓜（《别录》），地楼（《本经》），泽姑（《别录》）。

根

【主治】消渴身热，烦满大热，补虚安中，续绝伤。
【附方】

燥渴肠秘：九月、十月熟栝楼实，取瓤拌干葛粉，银石器中慢火炒熟，为末。食后、夜卧各以沸汤点服二钱。（《寇宗衍义》）

【精选验方】

便秘：全栝楼30克，火麻仁、郁李仁各9克，杏仁、陈皮各5克。每日1剂，水煎2次分早、晚服。

胡桃

（宋·《开宝》）

【释名】羌桃（《名物志》），核桃。

核仁

【气味】甘，平，温，无毒。

【主治】食之令人肥健，润肌，黑须发。多食利小便，去五痔。捣和胡粉，拔白须发，内孔中，则生黑毛。烧存性，和松脂研，敷瘰疬疮。

【精选验方】

便秘：核桃仁、黑芝麻、炒火麻仁各30克，蜂蜜50克。先将前3味药研细，再加入蜂蜜调匀，每次15克，每日2次，开水送服。

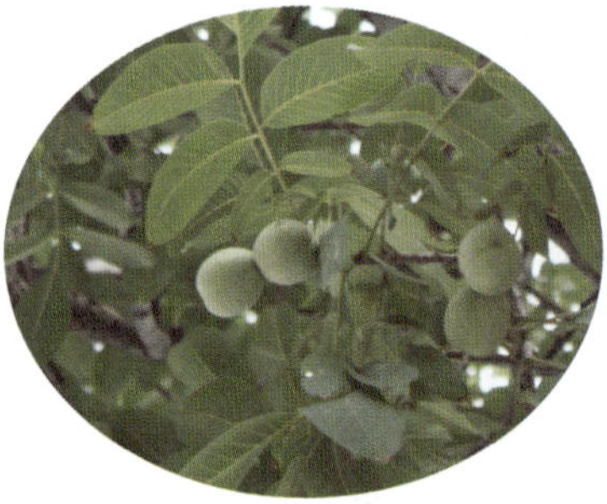

甜瓜

（宋·《嘉》）

【释名】甘瓜（《唐本》），果瓜。

瓜蒂

【释名】瓜丁（《千金》），苦丁香（《象形》）。

【气味】苦，寒，有毒。

【主治】大水，身面四肢浮肿，下水杀蛊毒，咳逆上气，及食诸果，病在胸腹中，皆吐下之。

【附方】

大便不通：瓜蒂七枚，研末，绵裹，塞入下部即通。（《必效方》）

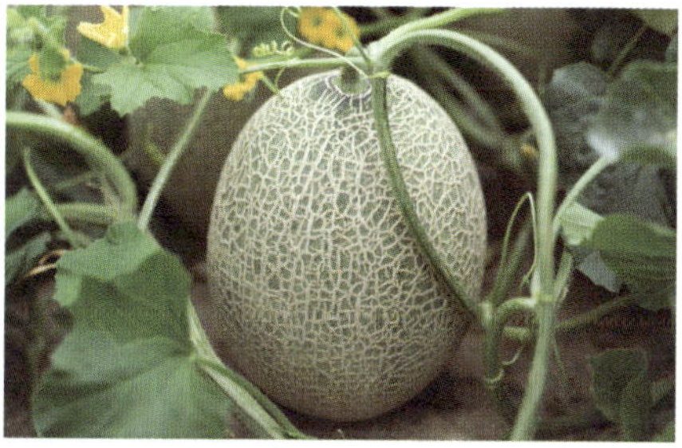

【别名】甘瓜、香瓜、果瓜、熟瓜。

【来源】本品为葫芦科植物甜瓜的果实。

【形态特征】一年生攀援或匍匐草本。茎上具深槽，生多数刺毛；卷须先端卷曲或攀援它物，具刺毛。叶互生；具长柄，柄长约10厘米；叶片圆形或近肾形，掌状3或5浅裂，边缘具不整齐锯齿，叶面具多数刺毛；叶脉掌状。花单性同株，单生于叶腋；花萼管状，5裂，裂片先端尖，密被白柔毛；花冠黄色，5裂，裂片先端锐尖，有小尖头；雄花具长梗，雄蕊5，联生成3枚，其中2枚较宽，花丝极短，紧贴于花冠筒内；雌花梗较雄花梗短，子房下位。瓠果肉质，一般为椭圆形，果皮通常黄白色或绿色，有时具花纹，果肉一般黄绿色，芳香；果梗圆柱形，具纵槽。种子多数，黄色或灰白色，扁长卵形。花期6～7月，果期7～8月。

【生境分布】全国各地均有栽培。

【性味归经】甘，寒。归心、胃经。

【功能主治】清暑热，解烦渴，利小便。主治暑热烦渴，小便不利，暑热下痢腹痛。

【用量用法】内服：生食，适量。

【使用禁忌】脾胃虚寒，腹胀便溏者忌服。

【精选验方】

大便燥结：用甜瓜子10克，当归（炒）50克，蛇蜕1条。每服20克，水1盏半，煎成1盏，饭前服，利下恶物为愈。

柏 （《本经上品》）

【释名】侧柏。

柏实

【气味】甘，平，无毒。

【主治】惊悸益气，除风湿，安五脏。久服，令人润泽美色，耳目聪明，不饥不老，轻身延年。

【附方】

老人虚秘：柏子仁、松子仁、大麻仁等份，同研，溶蜜蜡丸梧子大。以少黄丹汤，食前调服二三十丸，日二服。

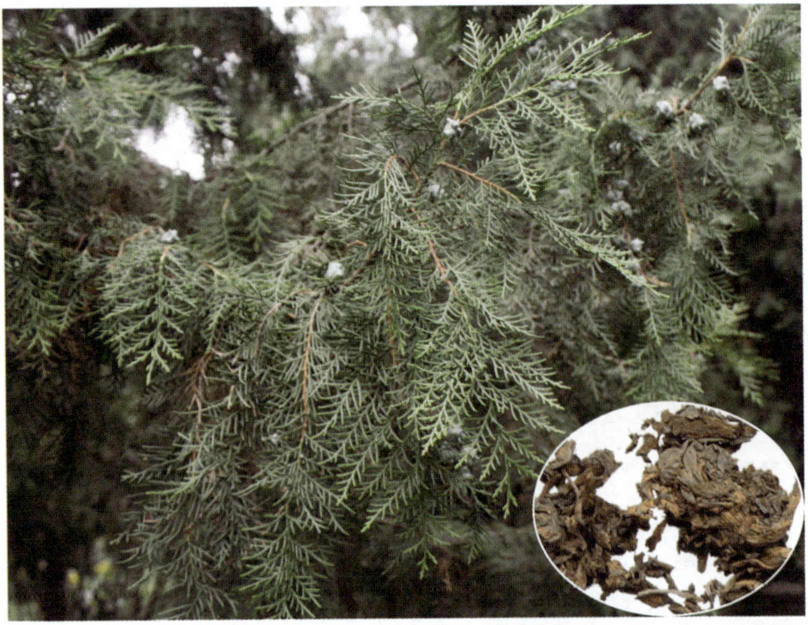

【别名】柏仁、柏子、柏实、柏子仁、侧柏仁、柏子仁霜。

【来源】本品为柏科植物侧柏的干燥成熟种仁。

【形态特征】常绿乔木，高达20米，胸径可达1米。树皮薄，浅灰褐色，纵裂成条片。小枝扁平，直展，排成一平面。叶鳞形，交互对生，长1～3毫米，先端微钝，位于小枝上下两面之叶露出部分倒卵状菱形或斜方形，两侧的叶折覆着上下之叶的基部两侧，呈龙骨状。叶背中部均有腺槽。雌雄同株；球花单生长于短枝顶端；雄球花黄色，卵圆形，长约2毫米。球果当年成熟，卵圆形，熟前肉质，蓝绿色，被白粉；熟后木质，张开，红褐色；种鳞4对，扁平，背部近先端有反曲的尖头，中部种鳞各有种子1～2颗。种子卵圆形或长卵形，长4～6毫米，灰褐色或紫褐色，无翅或有棱脊，种脐大而明显。花期3～4月，球果9～11月成熟。

【生境分布】生长于山地阳地、半阳坡，以及轻盐碱地和砂地。全国大部分地区有产。主要分布于山东、河南、河北、江苏等省。

【性味归经】甘，平。归心、肾、大肠经。

【功能主治】养心安神，润肠通便，止汗。主治阴血不足，虚烦失眠，心悸怔忡，肠燥便秘，阴虚盗汗。

【用量用法】内服：3～10克，煎服。

【使用禁忌】本品易走油变化，不宜曝晒。便溏及痰多者不宜用。

【精选验方】

肠燥便秘：柏子仁、黑芝麻各90克。研粉，每日9克，蜂蜜冲开水送服。

阿胶 （《本经上品》）

【释名】傅致胶（《本经》）。

【气味】甘，平，无毒。

【主治】心腹内崩，劳极洒洒。如疟状，腰腹痛，四肢酸痛，女子下血，安胎。久服，轻身益气。

【附方】

老人虚秘：阿胶（炒）二钱，葱白三根，水煎化，入蜜二匙，温服。

【精选验方】

补血补虚：将阿胶砸成小块，放入茶杯中，加适量冰糖，冲水喝。

老人阴血亏虚便秘：阿胶6克，葱白3根，蜂蜜2匙。用水1碗煮葱白，沸后捞取，加入阿胶和蜂蜜，炖化，食前温服。

大黄 （《本经下品》）

【释名】黄良（《本经》），将军（《当之》），火参（《吴普》），肤如（《吴普》）。

根

【气味】苦，寒，无毒。

【主治】下淤血血闭，寒热，破症瘕积聚，留饮宿食，荡涤肠胃，推陈致新，通利水谷，调中化食，安和五脏。下痢赤白，里急腹痛，小便淋沥，实热燥结，潮热谵语，黄疸诸火疮。

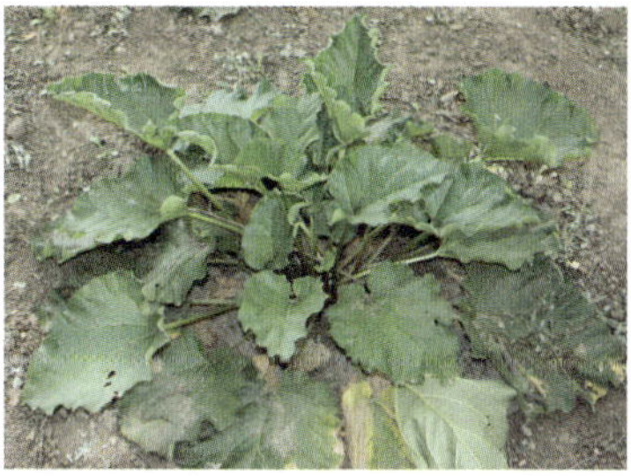

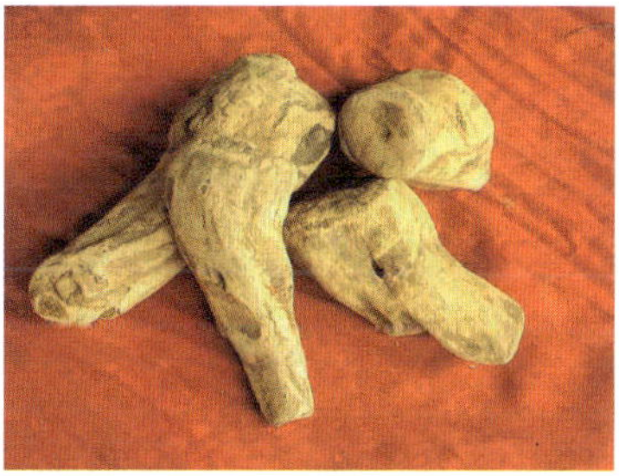

【附方】

一切壅滞：用大黄四两，牵牛子半炒半生四两，为末，炼蜜丸和梧子大。每服十丸，白汤下，并不损人。如要微利，加一二十丸。（《经验方》）

一切壅滞：用大黄熬膏和丸，名坠痰丸，又名全真丸。后来，金宣宗服之有验，赐名保安丸。（《卫生宝鉴》）

【别名】黄良、肤如、将军、川军、锦纹大黄。

【来源】本品为蓼科植物掌叶大黄、唐古特大黄、药用大黄的干燥根或根茎。

【形态特征】掌叶大黄：多年生高大草本。根粗壮。茎直立，高2米左右，光滑无毛，中空。根生叶大，有肉质粗壮的长柄，约与叶片等长；叶片宽心形或近圆形，径达40厘米以上，3～7掌状深裂，裂片全缘或有齿，或浅裂，基部略呈心形，上面无毛或稀具小乳突，下面被白毛，多分布于叶脉及叶缘；茎生叶较小，互生；叶鞘大，淡褐色，膜质。圆锥花序大形，分枝弯曲，开展，被短毛；花小，数朵成簇，互生于枝上，幼时呈紫红色；花梗细。瘦果三角形，有翅，顶端微凹，基部略呈心形，棕色。花期6～7月，果期7～8月。

唐古特大黄：多年生高大草本，高2米左右，与上种相似。茎无毛或有毛。根生叶略呈圆形或宽心形，直径40～70厘米，

3~7掌状深裂，裂片狭长，常再作羽状浅裂，先端锐尖，基部心形；茎生叶较小，柄亦较短。圆锥花序大形，幼时多呈浓紫色，亦有绿白色者，分枝紧密，小枝挺直向上；花小，具较长花梗；子房三角形，花柱3。瘦果三角形，有翅，顶端圆或微凹，基部心形。花期6~7月,果期7~9月。

药用大黄，又名：南大黄。多年生高大草本，高1.5米左右。茎直立，疏被短柔毛，节处较密。根生叶有长柄，叶片圆形至卵圆形，直径40~70厘米，掌状浅裂，或仅有缺刻及粗锯齿，先端锐尖，基部心形，主脉通常5条，基出，上面无毛，近脉处具稀疏的小乳突，下面被毛，多分布于叶脉及叶缘；茎生叶较小，柄亦短；叶鞘筒状，疏被短毛，分裂至基部。圆锥花序，大形，分枝开展，花小，花被淡绿色或黄白色。瘦果三角形，有翅，长约8~10毫米，宽约6~9毫米，顶端下凹，红色。花、果期6~7月。

【生境分布】生长于山地林缘半阴湿的地方。主产于四川、甘肃、青海、西藏等地。

【性味归经】苦，寒。归脾、胃、大肠、肝、心包经。

【功能主治】泻下攻积，清热泻火，凉血解毒，逐瘀通经，利湿退黄。主治实热积滞便秘，湿热痢疾，肠痈腹痛，黄疸尿赤，淋证，水肿，血热吐衄，目赤咽肿，痈肿疔疮，瘀血经闭，产后瘀阻，跌打损伤；外治烧烫伤。酒大黄善清上焦血分热毒。主治目赤咽肿，齿龈肿痛。熟大黄泻下力缓，泻火解毒。用于火毒疮疡。大黄炭凉血化瘀止血。主治血热有瘀出血症。

【用量用法】内服：3~15克，煎服；用于泻下不宜久煎。外用：适量，研末敷于患处。

【使用禁忌】孕妇及月经期、哺乳期慎用。

【精选验方】

便秘：生大黄煎煮15分钟，睡前服用，次晨可排出软便，外用大黄粉10克，酒调敷脐，效果良好。

苏 （《别录中品》）

【释名】紫苏（《食疗》），赤苏（《肘后方》），桂荏。

茎叶

【气味】辛，温，无毒。

【主治】下气，除寒中，其子尤良。解肌发表，散风寒，行气宽中，消痰利肺，和血温中止痛，定喘安胎，解鱼蟹毒，治蛇犬伤。

【附方】

顺气利肠：紫苏子、麻子仁等份，研烂，水滤取汁，同米煮粥食之。（《济生方》）

风顺气，利肠宽中：用紫苏子一升，微炒杵，以生绢袋盛，于三斗清酒中浸三宿，少炒饮之。（《圣惠方》）

【精选验方】

便秘：紫苏子、火麻仁、栝楼仁、杏仁各适量。水煎服。

牵牛子 （《别录下品》）

【释名】黑丑（《纲目》），草金铃（《炮炙论》），盆甑草（《纲目》），狗耳草（《救荒》）。

子

【气味】苦，寒，有毒。

【主治】下气，疗脚满水肿，除风毒，利小便。

【附方】

搜风通滞（风气所攻，脏腑积滞）：用牵牛子以童尿浸一宿，长流水上洗半日，生绢袋盛，挂风处令干。每日盐汤下三十粒。极能搜风，也消虚肿。久服令人体清瘦。（《斗门方》）

三焦壅塞，胸膈不快，头昏目眩，涕唾痰涎、精神不爽：用牵牛子四两，半生半炒，不蛀皂荚酥炙二两，为末，生姜自然汁煮糊，丸梧子大。每服二十丸，荆芥汤下。（《王博济方》）

【别名】黑丑、白丑、二丑、喇叭花。

【来源】本品为旋花科1年生攀援草本植物裂叶牵牛或圆叶牵牛的干燥成熟种子。

【形态特征】牵牛：1年生缠绕性草质藤本。全株密被粗硬毛。叶互生，近卵状心形，叶片3裂，具长柄。花序有花1～3朵，总花梗稍短于叶柄，腋生；萼片5，狭披针形，中上部细长而尖，基部扩大，被硬毛；花冠漏斗状，白色、蓝紫色或紫红色，顶端5浅裂。蒴果球形，3室，每室含2枚种子。

圆叶牵牛：与上种区别为茎叶被密毛；叶阔心形，常不裂，总花梗比叶柄长。萼片卵状披针形，先端短尖。种子呈三棱状卵形，似橘瓣状。长约4～8毫米，表面黑灰色（黑丑）或淡黄白色（白丑），背面正中有纵直凹沟，两侧凸起部凹凸不平，腹面棱线下端有类圆形浅色的种脐。

【生境分布】生长于山野灌木丛中、村边、路旁；多栽培。全国各地有分布。

【性味归经】苦，寒；有毒。归肺、肾、大肠经。

【功效主治】泻水通便，消痰涤饮，杀虫攻积。主治水肿胀满，二便不通，痰饮积聚，气逆喘咳，虫积腹痛。

【用法用量】内服：3～9克，煎服；或入丸、散服，每次1.5～3克。

【使用禁忌】孕妇禁用。不宜与巴豆同用。

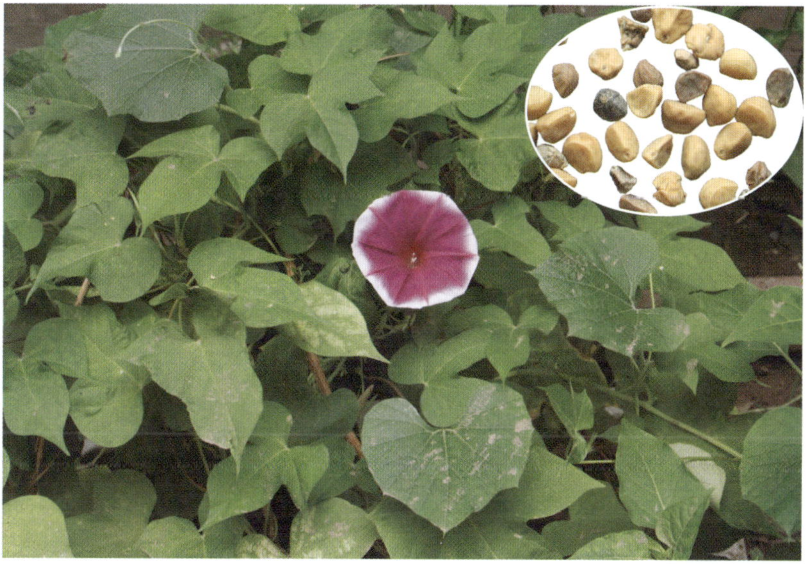

【精选验方】

便秘：以牵牛子30克，皂角子24克，桃仁15克，共研为细末，炼蜜为丸，每丸重3克，每服3～6克。

巴豆

（《本经下品》）

【释名】巴菽（《本经》），刚子（《炮炙》），老阳子。

【气味】辛，温，有毒。

【主治】伤寒温疟寒热，破症瘕结聚坚积，留饮痰癖，大腹水胀，荡练五脏六腑，开通闭塞，利水谷道，去恶肉，除鬼毒蛊疰邪物，杀虫鱼。

【附方】

一切积滞：巴豆一两，蛤粉二两，黄檗三两，为末，水丸绿豆

大。每水下五丸。（《医学切问》）

积滞泻痢，腹痛里急：杏仁（去皮、尖）、巴豆（去皮、心）各四十九个，同烧存性，研泥，熔蜡和，丸绿豆大。每服二三丸，煎大黄汤下，间日一服。一加百草霜三钱。（《刘守真宣明方》）

【精选验方】

肠梗阻：巴豆制霜，用龙眼肉或荔枝肉包吞。每次0.5 ~ 1克。

昆布（《别录中品》）

【释名】纶布。

【气味】咸，寒，无毒。

【主治】催生，治妇人病，及疗风下水。治水病瘿瘤。

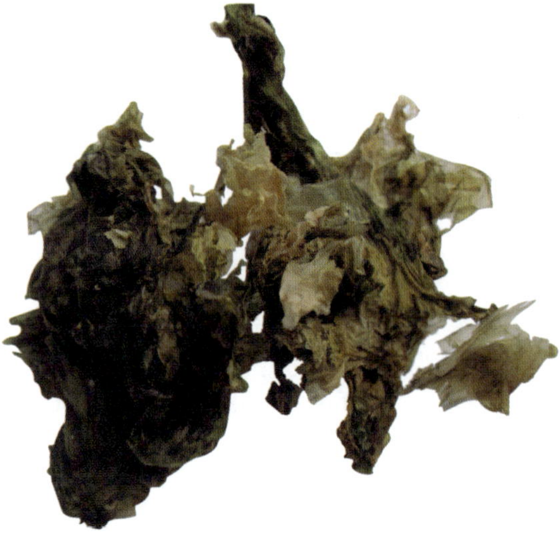

【别名】海带、江白菜。

【来源】本品为海带科植物海带或翅藻科植物昆布的干燥叶状体。

【形态特征】多年生大型褐藻，植物体成熟时成带状，长可达6米以上。根状固着器粗纤维状，由数轮叉状分歧的假根组成，假根末端有吸着盘。其上为圆柱状的短柄，柄的上部为叶状体，叶状体幼时呈长卵状，后渐伸长成带状，扁平，坚厚，革质状，中部稍厚，两边较薄，有波状皱褶。生殖期在叶状体两面产生孢子囊。昆布：多年生大型褐藻。根状固着器由树枝状的叉状假根组成，数轮重叠成圆锥状，直径5～15厘米。柄部圆柱状或略扁圆形，中实，粘液腔道呈不规则的环状，散生在皮层中。叶状体扁平，革质，微皱缩，暗褐色，厚2～3毫米，1～2回羽状深裂，两侧裂片长舌状，基部楔形，叶缘一般有粗锯齿。孢子囊群在叶状体表面形成，9～11月产生游孢子。

【生境分布】海带生长于较冷的海洋中，多附生长于大十潮线以下1～3米深处的岩礁上。昆布生长于低潮线附近的岩礁上。分布于辽宁、山东及福建等地。

【性味归经】咸，寒。归肝、胃、肾经。

【功能主治】消痰软坚，利水消肿。本品味咸性寒。咸以软坚，性寒清热，入肝胃肾经，则清化热痰，软坚散结而消瘿瘤瘰疬，又利水道而消肿。故有消痰软坚，利水消肿之功。用于瘿瘤，瘰疬，睾丸肿痛，痰饮水肿。

【用量用法】内服：6～12克，煎服；或入丸、散。

【使用禁忌】脾虚便溏及孕妇禁服。本品所含碘化物能使病态的组织崩溃，故对有活动性肺结核者一般不用。

【精选验方】

便秘：昆布60克，温水浸泡几分钟，取出，拌作料，1次吃完，每日1次。

虚汗自汗

黄耆 （《本经上品》）

【释名】黄芪（《纲目》），戴糁（《本经》），戴椹（《别录》），芰草（《别录》），王孙（《药性论》）。

根

【气味】甘，微温，无毒。

【主治】痈疽久败疮，排脓止痛，大风癞疾，五痔鼠瘘，补虚，小儿百病。

【附方】

老人秘塞：绵黄耆、陈皮去白各半两，为末。每服三钱，用大麻子一合，研烂，以水滤浆，煎至乳起，入白蜜一匙，细煎沸，调药空心服，甚者不过二服。此药不冷不热，常服无秘塞之患，其效如神。（《和剂局方》）

【精选验方】

盗汗：黄耆25克。每日1剂，水煎服。

自汗、盗汗：黄耆15克，麻黄根10克。水煎服。

地黄

（《本经上品》）

【释名】苄，芑，地髓（《本经》）。

叶、茎、根、子

【气味】苦，寒，无毒。

【主治】疥瘙痂痒恶疮，杀虱，治留热在骨节间，明目。

干地黄

【主治】伤中，逐血痹，填骨髓，长肌肉。作汤除寒热积聚，除痹，疗折跌绝筋。久服轻身不老，生者尤良。

【精选验方】

心脾虚弱引起的虚汗、自汗：生地黄250克，母鸡1只，饴糖150克，桂圆肉30克，大枣5枚。将母鸡宰杀去毛洗净后由背部颈骨剖至尾部，除去内脏，剁去爪、翅尖，洗净血水，入沸水中稍焯片刻；生地黄洗净切成约0.5厘米见方的颗粒，桂圆肉撕碎与生地黄混合均匀，再掺入饴糖调拌后塞入鸡腹内，将鸡腹部朝下置于蒸钵中，灌入米汤，蒸2～3小时，待其熟烂即可，取出后加入白糖即可食用。

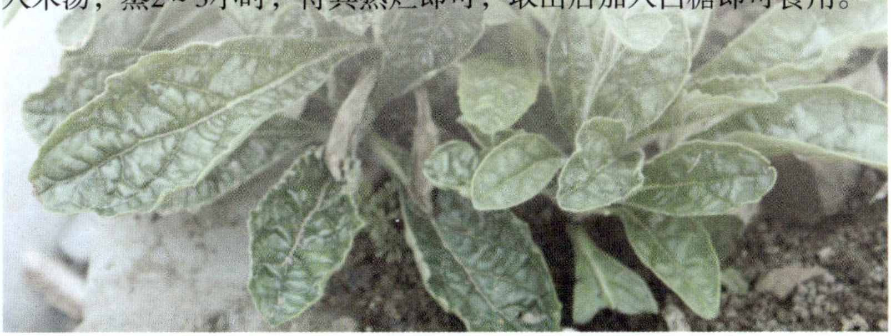

术

（《本经上品》）

【释名】山蓟（《本经》），马蓟（《纲目》），山姜（《别录》），山连（《别录》），吃力伽（《日华》）。

术（白术）

【气味】甘，温，无毒。

【主治】风寒湿痹，死肌痉疸，止汗除热消食。作煎饵久服，轻身延年不饥。

【附方】

老小虚汗：白术五钱，小麦一撮，水煮干，去麦为末，用黄耆汤下一钱。（《全幼心鉴》）

【精选验方】

自汗：白术6～12克，煎汤内服。

自汗不止：白术、黄耆各6～12克。研末，每次10克，米汤水送服，每日2次。

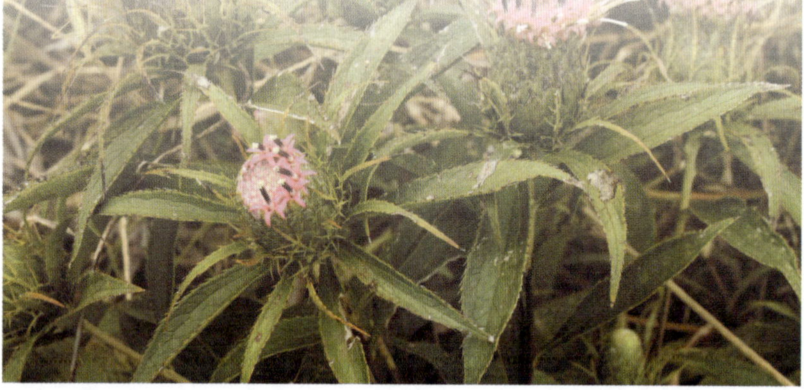

莲藕

（《本经上品》）

【释名】 其根名藕（《尔雅》），其实名莲（《尔雅》），其茎名叶荷。

莲实

【释名】 藕实（《本经》），石莲子（《别录》），水芝（《本经》），泽芝（《古今注》）。

【气味】 甘，平，涩，无毒。

【主治】 补中养神，益气力，除百疾。久服，轻身耐老，不饥延年。

【精选验方】

自汗、盗汗： 莲子、芡实、淮薯蓣、薏苡仁各30克，红曲15克，白糖30克。前五味药共研为末，加入白糖调匀，每次9克，每日2次，开水冲服。

阴虚盗汗： 莲子7粒，黑枣7个，浮小麦20克，大豆7粒，每日1剂，水煎分2～3次服。

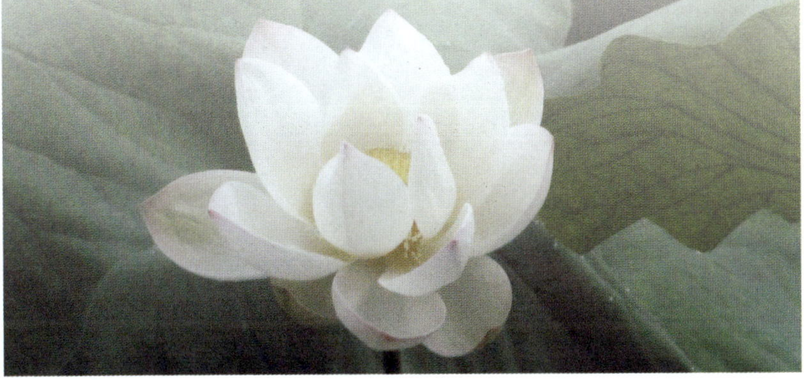

麻黄

（《本经中品》）

【释名】龙沙（《本经》），卑相（《别录》），卑盐（《别录》）。

茎

【气味】苦，温，无毒。

【主治】中风伤寒头痛，温疟，发表出汗，去邪热气，止咳逆上气，除寒热，破症坚积聚。

【附方】

虚汗无度：麻黄根、黄耆等份，为末，飞面糊作丸梧子大。每用浮麦汤下百丸，以止为度。（《谈野翁试验方》）

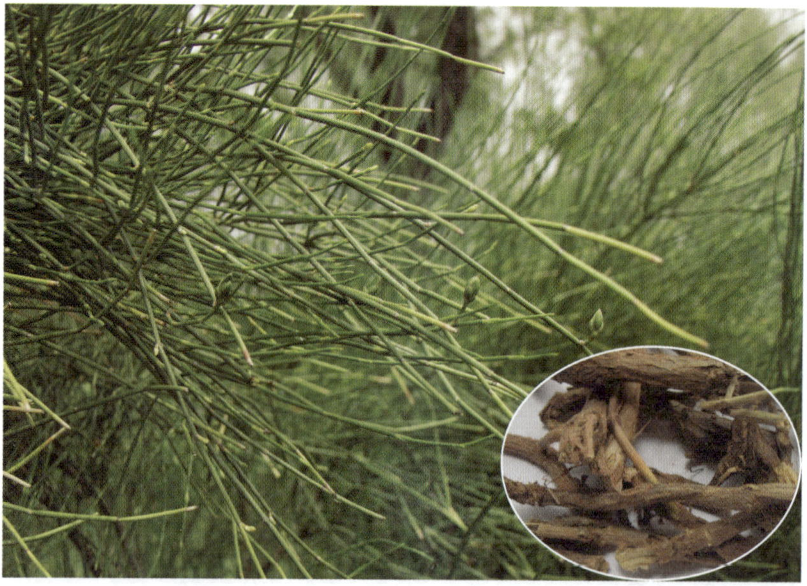

【别名】龙沙、狗骨、卑相、卑盐。

【来源】本品为麻黄科草本状小灌木草麻黄、木贼麻黄和中麻黄的草质茎。

【形态特征】草麻黄：多年生草本状小灌木，高30~70厘米。木质茎匍匐卧于土中；草质茎直立，黄绿色，节间细长。鳞叶膜质，鞘状，围绕茎节，上部2裂，裂片锐三角形，中央有2脉。花成鳞球花序，雌雄异株，少有同株者；雄花序阔卵形，通常3~5个成复穗状，顶生及侧枝顶生，稀为单生；苞片3~5对，革质，边缘膜质，每苞片内各有1雄花；雄花具无色膜质倒卵形筒状假花被；雄蕊6~8，伸出假花被外，花药长方形或倒卵形，聚成一团，花丝合生1束；雌花序多单生枝瑞，卵圆形；苞片4~5对，绿色，革质，边缘膜质，最上1对合生部分占1/2以上，苞片内各有1雌花；雌花有厚壳状假花被，包围胚珠之外，珠被先端延长成细长筒状直立的珠被管，长1~1.5毫米。雌花序成熟时苞片增大，肉质，红色，成浆果状。种子2枚，卵形。花期5月，种子成熟期7月。

中麻黄：灌木，高达1米以上。茎枝较前两种粗壮，草质茎对生或轮生，常被白粉。鳞叶膜质鞘状，下部2/3合生，上部3裂（稀2裂），裂片钝三角形或三角形。雄花序数个簇生节上，卵形；苞片3片1轮，有5~7轮，或2片对生，共有5~7对；假花被倒卵形或近圆形；雄蕊5~8，花丝完全合生，或大部分为2束；雌花序3个轮生或2个对生长于节上，长椭圆形；苞片3~5轮或3~5对，最上1轮或1对苞片有雌花2~3，珠被管长1.5~2.5毫米，常螺旋状弯曲；雌花序成热时红色肉质，常被白粉。种子2~3。

木贼麻黄：直立灌木，高达1米，节间短而纤细，长1.5~2.5厘米，叶膜质鞘状，仅上部约1/4分离，裂片2，呈三角形，不反曲；雌花序常着生长于节上成对，苞片内有雌花1朵。种子通常为1粒。

【生境分布】生长于干燥的山冈、高地、山田或干枯的河床中。分布于吉林、辽宁、内蒙古、河北、河南、山西等地。

【性味归经】辛、微苦，温。归肺、膀胱经。

【功能主治】发汗解表，宣肺平喘，利水消肿。主治风寒感冒，胸闷喘咳，风水浮肿。蜜麻黄润肺止咳。多用于表证已解，气喘咳嗽。

【用量用法】内服：3～10克，水煎服。发汗解表常用生麻黄，止咳平喘多用炙麻黄。

【使用禁忌】本品发散力强，多汗、虚喘病人当慎用。高血压、失眠患者也需慎用。

【精选验方】

自汗、盗汗：草麻黄根3～9克。水煎服。

山茱萸（《本经中品》）

【释名】蜀酸枣（《本经》），肉枣（《纲目》），鸡足（《吴普》），鼠矢（《吴普》）。

实

【气味】酸，平，无毒。

【主治】心下邪气寒热，温中，逐寒湿痹，去三虫。久服轻身。肠胃风邪，寒热疝瘕，头风风气去来，鼻塞目黄，耳聋面疱，下气出汗，强阴益精，安五脏，通九窍，止小便利。久服，明目强力长年。治脑骨痛，疗耳鸣，补肾气，兴阳道，坚阴茎，添精髓，止老人尿不节，治面上疮，能发汗，止月水不定。

【别名】药枣、枣皮、萸肉、山萸肉、蜀酸枣、山芋肉。

【来源】本品为山茱萸科落叶小乔木植物山茱萸的干燥成熟果肉。

【形态特征】落叶小乔木。单叶对生，卵形至椭圆形，稀卵状披针形叶地生，长5～7厘米，全缘，脉腋间有黄褐色毛丛，侧脉5～8对，弧形平行排列。伞形花序，具卵状苞片4，花先叶开放，黄色。核果长椭圆形，熟时樱红色。

【生境分布】生长于山沟、溪旁或较湿润的山坡。分布于浙江、安徽、河南、陕西等省。

【性味归经】酸、涩，微温。归肝、肾经。

【功能主治】补益肝肾，收涩固脱。主治膝酸痛，阳痿，遗精，遗尿尿频，妇人崩漏，带下清冷，大汗虚脱，内热消渴。

【用量用法】内服：6～12克，煎服。止汗固脱可大剂量应用，30～60克。

【使用禁忌】本品酸涩收敛，实邪、湿热证不宜用。

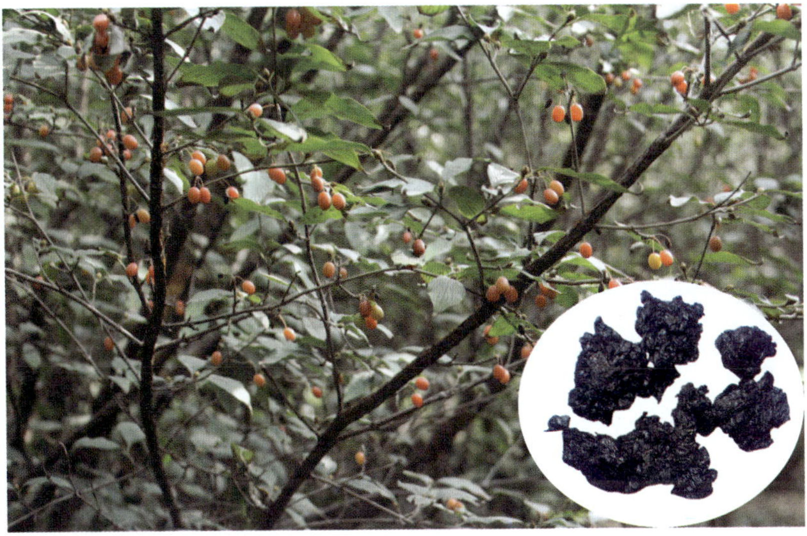

【精选验方】

自汗、盗汗：山茱萸25克。水煎服。

肾虚腰痛，体虚多汗：山茱萸30～50克，白酒500毫升。浸泡7日，每次10～20毫升，每日1～2次。

虚汗不止：山茱萸60克，益智仁50克，党参、白术各25克。于锅中加水适量煎煮，取液饮用，每剂可分10次服，每日2～3次。

老人小便频数不禁或虚汗不止：山茱萸、益智仁、黄耆、白术各5克。将益智仁砸碎，黄耆和白术切为小碎块，与山茱萸一起置入茶杯中，倒入刚沸的开水，盖严杯盖，浸泡20分钟左右即可代茶饮，可反复加入沸水浸泡数次，直至无味，每日上、下午各泡1剂。

枸杞、地骨皮

（《本经上品》）

【释名】枸棘（《衍义》），苦杞（《诗疏》），甜菜（《图经》），天精（《抱朴》），地骨（《本经》）。

【气味】苦，寒，无毒。

【主治】主五内邪气，热中消渴，周痹风湿。久服，坚筋骨，轻身不老，耐寒暑。

枸杞子

【主治】坚筋骨，耐老，除风，去虚劳，补精气。

【精选验方】

阴虚盗汗：枸杞子、菊花、熟地黄、淮薯蓣各20克，山茱萸、丹皮、泽泻各15克。隔日1剂，水煎分3～4次服。

五倍子

（宋·《开宝》）

【释名】文蛤（《开宝》），百虫仓（《拾遗》）。

【气味】酸，平，无毒。

【主治】齿宣疳，肺脏风毒流溢皮肤，作风湿癣，瘙痒脓水，五痔下血不止，小儿面鼻疳疮。

【附方】

虚劳遗浊：用五倍子一斤，白茯苓四两，龙骨二两，为末，水糊丸梧子大。每服七十丸，食前用盐汤送下，日三服。（《和剂方》）

【精选验方】

盗汗：五倍子3~6克。煎汤内服。

盗汗：五倍子研成细末，每晚睡前取3~9克用冷开水调成糊状，敷于脐窝，纱布覆盖，胶布固定。重症每晚可敷2次。一般1~3日即可生效。

寒湿腰痛

车前

（《本经上品》）

【释名】当道（《本经》），牛遗（《别录》），车轮菜（《救荒》），地衣（《纲目》），蛤蟆衣（《别录》）。

草及根

【气味】甘，寒，无毒。

【主治】金疮，止血衄鼻，淤血血瘕，下血，小便赤，止烦下气，除小虫。

【附方】

湿气腰痛：蛤蟆草连根七科，葱白连须七科，枣七枚，煮酒一瓶，常服，终身不发。（《简便方》）

【精选验方】

湿热淋症：车前子、滑石各30克，共为末。每服3克，每日3次；或以车前子30克，川黄檗15克，芍药6克，甘草3克。水煎服。

橘 （《本经上品》）

【释名】时珍曰：橘从，谐声也。

橘核

【气味】苦，平，无毒。

【主治】小肠疝气及阴核肿痛。炒研五钱，老酒煎服，或酒糊丸服，甚效。

【附方】

腰痛：橘核、杜仲各二两炒，研末。每服二钱，盐、酒下。（《简便方》）

【精选验方】

肾经气滞腰痛：橘核、杜仲各50克。炒后研成末，每次10克，盐、酒送服。

附子

（《本经下品》）

【释名】时珍曰：橘从，谐声也。

【释名】其母名乌头。

【气味】辛，温，有大毒。

【主治】风寒咳逆邪气，寒湿，拘挛膝痛，不能行步，破症坚积聚血瘕，金疮。

乌头

【主治】诸风，风痹血痹，半身不遂，除寒冷，温养脏腑，去心下坚痞，感寒腹痛。

【附方】

虚寒腰痛：鹿茸去毛酥炙微黄、附子炮去皮脐各二两，盐花三分，为末，枣肉和丸梧子人。每服三十丸，空腹温酒下。

元脏伤冷：用附子炮去皮脐，为末，以水二盏，入药二钱，盐、葱、姜、枣同煎取一盏，空腹服。去积冷，暖下元，肥肠益气，酒食无碍。（《经验方》）

【精选验方】

腰痛：生附子、生川乌、生天南星各30克，花椒、雄黄、樟脑、丁香各18克，干姜12克，麝香1.2克，共研为细末，炼蜜为丸。每丸3克，蜡纸包裹。用时，先找到腰部压痛点，再取本品化成糊敷于患处，以橡胶膏固定，用电吹风吹热并施按摩，每次20～30分钟，每日1次。

肾虚腰痛：附子片20克，雄猪肾5对，杜仲100克。先将猪肾切成薄片，焙干，再与另外两味药共研为末，炼蜜为丸，如梧子大，每次6克，每日1次，晨起，用开水送服。

风湿性关节炎、类风湿性关节炎，腰腿痛：制草乌6克，制川乌、制何首乌各15克，追地风、千年健各9克，白酒浸2日，内服。

牛膝 （《本经上品》）

【释名】牛茎（《广雅》），百倍（《本经》），山苋菜（《救荒》），对节菜。

根

【气味】苦，酸，平，无毒。

【主治】寒湿痿痹，四肢拘挛，膝痛不可屈伸，逐血气，伤热火烂，堕胎。久服轻身耐老。

【附方】

气湿痹痛，腰膝痛：用牛膝叶一斤切，以米三合，于豉汁中煮粥，和盐酱空腹食之。（《圣惠方》）

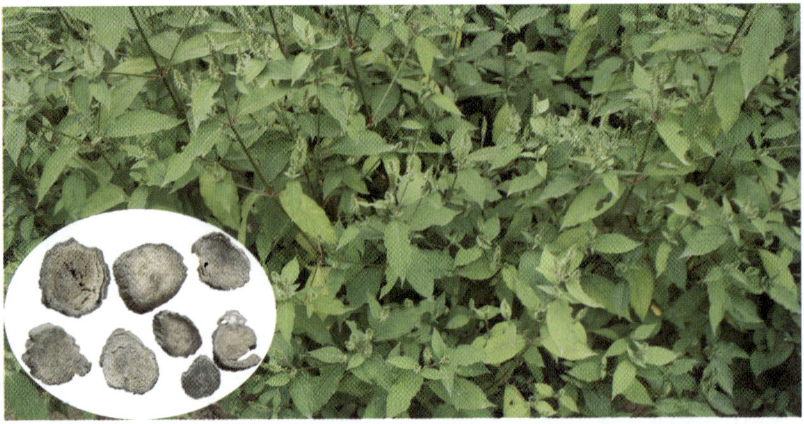

【别名】甜牛膝、大牛膝、拐牛膝、龙牛膝。

【来源】本品为苋科植物川牛膝的干燥根。

【形态特征】多年生草本，高40～100厘米。主根圆柱形，直径0.8～1.5厘米，外皮棕色。茎下部近圆柱形，中部近四棱形，疏被糙毛，节处略膨六。刑讨生，椭圆形至狭椭圆形，先端渐尖，基部楔形或宽楔形，全缘，上面密叠倒伏糙毛，下面密生长柔毛；叶柄长0.3～1.5厘米。花绿白色，头状花序数个于枝端排成穗状；苞片卵形，长3～5毫米，干膜质，先端具钩状芒刺；苞腋有花纹朵。先端齿状浅裂；雄蕊基部外侧围绕子房丛生的长柔毛较退化雄蕊为长；雌蕊子房上位，1室，花柱细。胞果长椭圆状倒卵形，长2～5毫米。种子卵形。花期6～7月，果期8～9月。

【生境分布】野生长于林缘、草丛中或栽培。分布于四川。贵州、云南等地也产。

【性味归经】甘、微苦，平。归肝、肾经。

【功能主治】逐瘀通经，通利关节，利尿通淋。主治血瘀经闭，癥瘕积聚，胞衣不下，跌扑损伤，风湿痹痛，足痿筋挛，尿血血淋。

【用量用法】内服：5～10克，煎服。

【使用禁忌】孕妇慎用。

【精选验方】

肝肾不足、腰膝疼痛：熟牛膝、熟地黄、当归、桑上寄生、断续各9～15克。水煎服。

风湿腰痛：怀牛膝、石南藤、大伸筋草各20克，鸡血藤15克，绣花针30克。水煎，每日1剂，分3次服。

风湿性关节炎：怀牛膝、川牛膝各60克，木瓜120克。用白酒500毫升浸泡，5日后酌情服药酒。

威灵仙（宋·《开宝》）

【释名】时珍曰：威，言其性猛也。灵仙，言其功神也。

根

【气味】苦，温，无毒。

【主治】诸风，宣通五脏，去腹内冷滞，心膈痰水，久积癥瘕，痃癖气块，膀胱宿脓恶水，腰膝冷疼，疗折伤。久服无有温疾疟。推新旧积滞，消胸中痰唾，散皮肤大肠风邪。

【附方】

肾脏风壅，腰膝沉重：威灵仙末，蜜丸梧子大。温酒服八十丸。平明微利恶物，如青脓胶，即是风毒积滞。如未利，再服一百丸。取下后，食粥补之。一月仍常服温补药。（《集验方》）

筋骨毒痛：威灵仙三斤，水酒十瓶，封煮一炷香，出火毒，逐日饮之，以愈为度。（《集简方》）

【精选验方】

风湿性关节炎：威灵仙、苍术各9克，制草乌4.5克。水煎服。

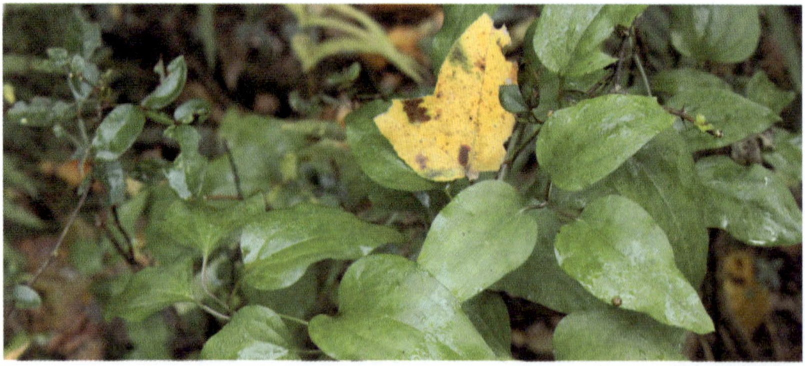

龙眼

（《别录中品》）

【释名】龙目（《吴普》），圆眼（《俗名》），益智（《别录》），亚荔枝（《开宝》）。

实

【气味】甘，平，无毒。

【主治】五脏邪气，安志厌食。除蛊毒，去三虫。久服强魂聪明，轻身不老，通神明。开胃益脾，补虚长智。

【精选验方】

阳虚畏寒，腰膝疼痛：龙眼肉200克，刚开啼的雄鸡睾丸4对，白酒1 000毫升。鸡睾丸放入碗中蒸熟，然后剖开，晾干，与龙眼肉同放入白酒中，密封浸泡3个月即可饮用。

补骨脂

（宋·《开宝》）

【释名】破故纸（《开宝》），婆固脂（《药性论》），胡韭子（《日华》）。

子

【气味】辛，大温，无毒。

【主治】五劳七伤，风虚冷，骨髓伤败，肾冷精流，及妇人血气堕胎。

【精选验方】

肾虚腰痛：补骨脂、杜仲各20克，肉桂6克，猪肾1对。杜仲和补骨脂用盐水炒，再与肉桂粉拌匀，共装入猪肾内，蒸熟后除去药渣，每日2次。

健忘

菖蒲

（《本经上品》）

【释名】昌阳（《别录》），尧韭，水剑草。

根

【气味】辛，温，无毒。

【主治】治中恶卒死，客忤癫痫，下血崩中，安胎漏，散痈肿。捣汁服，解巴豆、大戟毒。

【附方】

健忘：取菖蒲一寸九节者，阴干百日，为末。每酒服方寸匕，日三服。久服耳目聪明，益智不忘。（《千金方》）

健忘益智：七月七日，取菖蒲为末，酒服方寸匕，饮酒不醉，好事者服而验之，久服聪明。忌铁器。（《千金方》）

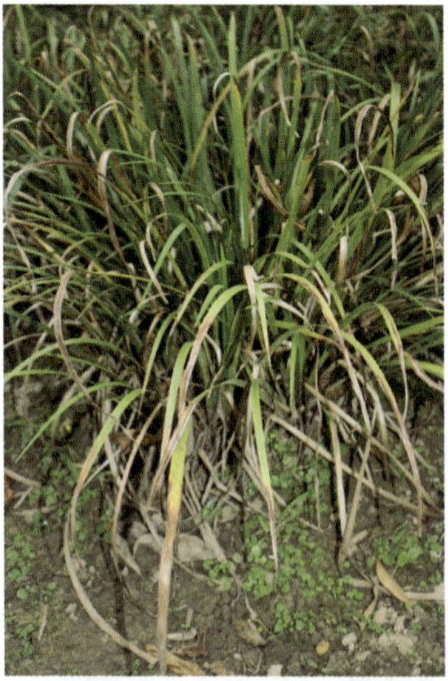

【别名】水剑草、山菖蒲、金钱蒲、药菖蒲、菖蒲叶、香菖蒲。

【来源】本品为天南星科多年生草本植物石菖蒲的干燥根茎。

【形态特征】多年生草本。根茎横卧，具分枝，因而植株成丛生状，分枝常被纤维状宿存叶基。叶基生，剑状线形，无中脉，平行脉多数，稍隆起。花茎扁三棱形，肉穗花序圆柱状，佛焰苞片叶状，较短，为肉穗花序长的1～2倍，花黄绿色。浆果倒卵形。

【生境分布】生长于阴湿环境，在郁密度较大的树下也能生长。分布于四川、浙江、江苏等地。

【性味归经】辛、苦，温。归心、胃经。

【功能主治】开窍豁痰，醒神益智，化湿开胃。主治脘痞不饥，噤口下痢，神昏癫痫，耳鸣耳聋，健忘失眠。

【用量用法】内服：3～10克，煎服。鲜品加倍。外用：适量。

【使用禁忌】凡阴亏血虚及精滑多汗者不宜用。

【精选验方】

惊悸健忘、神志不清：藏菖蒲30克，茯苓60克，人参、远志各2克。水煎服。

智力衰退：菖蒲、桃仁、远志各6克，当归、川芎、赤芍各9克，葱白、郁金各10克，麝香0.3克（冲）。每日1剂，水煎服。

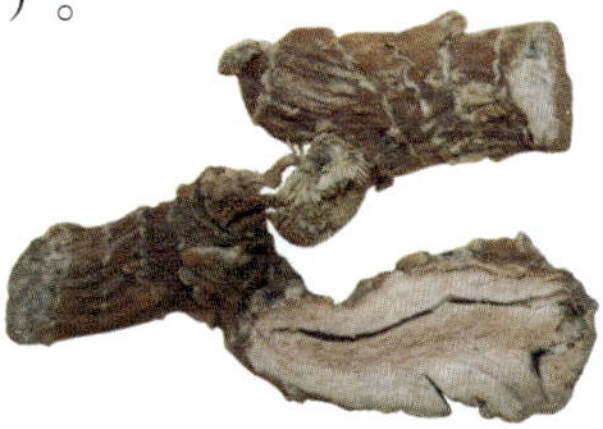

中毒性听力减退、健忘：石菖蒲、甘草各6克，生地黄、女贞子、旱莲草、桑葚、骨碎补、山萸肉、双花各20克，磁石15克。每日1剂，水煎服。

茯苓 （《本经上品》）

【释名】 伏灵（《纲目》），伏菟（《本经》），松腴、不死面（《记事味》）。

【气味】 甘，平，无毒。

【主治】 胸胁逆气，忧恚惊邪恐悸，心下结痛，寒热烦满咳逆，口焦舌干，利小便。久服，安魂养神，不饥延年。

【附方】

养心安神（治心神不定，恍惚健忘不乐，火不下降，水不上升，时复振跳。常服，消阴养火，全心气）： 茯神二两（去皮），沉香半两，为末，炼蜜丸小豆大。每服三十丸，食后人参汤下。（《百一选方》）

【精选验方】

失眠、健忘： 茯苓120克与1 000毫升白酒共浸泡10日后酌量服用。

癫痫

贝母 （《本经中品》）

【释名】 勤母（《别录》），苦菜（《别录》），苦花（《别录》），空草（《别录》），药实。

根

【气味】 辛，平，无毒。

【主治】伤寒烦热，淋漓邪气疝瘕，喉痹乳难，金疮风痉。疗腹中结实，心下满，洗洗恶风寒，目眩项直，咳嗽上气，止烦热渴，出汗，安五脏，利骨髓。服之不饥断谷。消痰，润心肺。末和砂糖丸含，止嗽。烧灰油调，敷人畜恶疮，敛疮口。主胸胁逆气，时疾黄疸。研末点目，去肤翳。以七枚作末酒服，治产难及胞衣不出。与连翘同服，主项下瘤瘿疾。

【精选验方】

癫痫：川贝母15克，制天南星、法半夏各12克，枯矾10克，紫河车1个。将紫河车焙干，与前四药共研为末，每次5克，每日3次，开水冲服。

癫痫：川贝母、石菖蒲各15克，胆南星、醋郁金、明矾各30克，朱砂10克，。共研为细粉，水泛为丸，如黄豆大小，成人每次服15丸，小儿每次服5丸，1日2次，开水冲服。

甘遂 （《本经下品》）

【释名】甘藁（《别录》），甘泽（《吴普》），苦泽（《吴普》），白泽（《吴普》）,鬼丑（《吴普》）。

根

【气味】苦，寒，有毒。

【主治】治脚气，阴囊肿坠，痰迷，癫痫，噎膈痞塞。

【附方】

癫痫心风：用甘遂二钱，为末，以猪心取三管血和药，入猪心

内缚定，纸裹煨熟，取末，入辰砂末一钱，分作四丸。每服一丸，将心煎汤调下。大便下恶物为效，不下再服。（《济生方》）

【别名】甘泽、猫儿眼、化骨丹、肿手花、萱根子。

【来源】本品为大戟科植物甘遂的干燥块根。

【形态特征】多年生草本，高25～40厘米，全株含白色乳汁。茎直立，下部稍木质化，淡红紫色，下部绿色，叶互生，线状披针形或披针形，先端钝，基部宽楔形或近圆形，下部叶淡红紫色。杯状聚伞花序，顶生，稀腋生；总苞钟状，先端4裂，腺体4；花单性，无花被；雄花雄蕊1枚，雌花花柱3，每个柱头2裂。蒴果近球形。

【生境分布】生长于低山坡、沙地、荒坡、田边和路旁等。主产于陕西、河南、山西等地。

【性味归经】苦，寒；有毒。归肺、肾、大肠经。

【功能主治】泻水逐饮，消肿散结。主治水肿胀满，胸腹积水，痰饮积聚，气逆咳喘，二便不利，风痰癫痫，痈疮肿毒。

【用量用法】内服：0.5～1.5克，炮制后研末服；或入丸剂。外用：适量。

【使用禁忌】孕妇禁用；不宜与甘草同用。生品不宜内服。

【精选验方】

癫痫：甘遂、朱砂各3克，将甘遂入鲜猪心中，煨熟，取薯蓣，与朱砂粉和匀，分作4丸，每服1丸，用猪心煎汤送下。

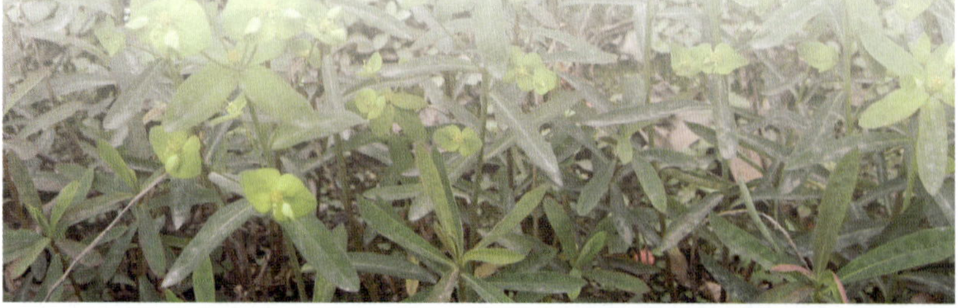

紫葳

（《本经中品》）

【释名】凌霄（《苏恭》），陵时，女葳（《甄权》），武威（《吴普》），鬼目（《吴氏》）。

茎叶

【气味】苦，平，无毒。

【主治】治喉痹热痛，凉血生肌。

【附方】

久近风痫：凌霄花或根叶为末。每服三钱，温酒下。服毕，解发不住手梳，口噙冷水，温则吐去，再噙再梳，至二十口乃止。如此四十九日绝根。百无所忌。（《方贤奇效方》）

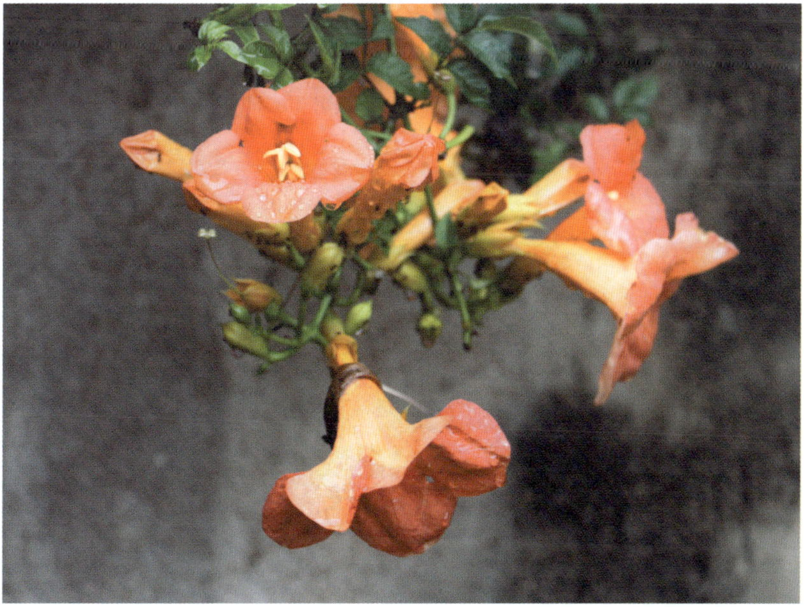

【别名】追罗、紫葳花、堕胎花、吊墙花、藤罗草、上树龙。

【来源】本品为紫葳科植物凌霄或美洲凌霄的干燥花。

【形态特征】薄叶木质藤本，借气根攀附于其服物上，茎黄褐色具棱状网裂。叶对生，奇数羽状复叶，小叶卵形至卵状披针形，先端尾状渐尖，基部阔楔形，两侧不等大，边缘有粗锯齿，两面无毛，小叶柄着生处有淡黄褐色束毛。花序顶生，圆锥状，花大，花萼钟状，花冠漏斗状钟形。蒴果长如豆荚，具子房柄，种子多数，扁平，有透明的翅。

【生境分布】生长于墙根、树旁、竹篱边。全国各地均有，分布于江苏、浙江等地。

【性味归经】甘、酸，寒。归肝、心包经。

【功能主治】活血通经，凉血祛风。主治月经不调，经闭癥瘕，产后乳肿，风疹发红，皮肤瘙痒，痤疮。

【用量用法】内服：5～9克，煎服。外用：适量。

【使用禁忌】为破血之品，孕妇及气血虚弱者忌用。

【精选验方】

痫疾：凌霄花，为细末。每服9克，温酒调下，空心服。

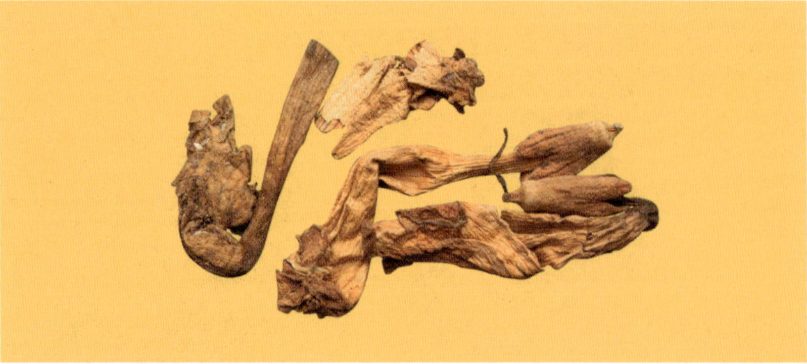

薯蓣 （《本经上品》）

【释名】土薯，山薯（《图经》），山芋（《吴普》），薯蓣（《衍义》），玉延。

根

【气味】甘，温，平，无毒。

【主治】伤中，补虚羸，除寒热邪气，补中，益气力，长肌肉，强阴。久服，耳目聪明，轻身不饥延年。

【精选验方】

癫痫：薯蓣2克，硼砂1克，青黛0.3克。共研细粉，每次3克，每日3次。

高脂血症

黄耆 （《本经上品》）

【释名】黄芪（《纲目》），戴糁（《本经》），戴椹（《别录》），芰草（《别录》），王孙（《药性论》）。

根

【气味】甘，微温，无毒。

【主治】痈疽久败疮，排脓止痛，大风癞疾，五痔鼠瘘，补虚，小儿百病。

【精选验方】

高脂血症：黄耆粉、人参粉、白术粉、炙草粉、当归粉、陈皮粉、升麻粉、茈胡粉各1克，白菜馅儿，面粉250克，盐3克，香油适量。将药粉、面粉混匀做成面皮，白菜馅、食盐、香油调匀做馅，两者如常法制成包子，上笼蒸熟服食，每日3次，每次50～150克。

高脂血症：黄耆500克，人参100克，蜂蜜适量。将人参、黄耆水煎两次，去渣取汁，二液合并混匀，将混合液文火浓缩后，加入蜂蜜适量烧开，治粘稠状，候温装瓶即成。每日2次，每次10～20毫升。

高脂血症：黄耆10克，蜂蜜适量。将黄芪切片与蜂蜜放入茶杯中，冲入沸水，浸泡5～10分钟后饮服，每日1次。

人参（《本经上品》）

【释名】血参（《别录》），人衔（《本经》），鬼盖（《本经》），土精（《别录》），地精（《广雅》）。

根

【气味】甘，微寒，无毒，

【主治】补五脏，安精神，定魂魄，止惊悸，除邪气，明目，开心益智。久服轻身延年。

【精选验方】

高脂血症：人参10克，蜂蜜适量。将人参片与蜂蜜放入杯中开水冲服5～10分钟后饮服，每日1次。

高脂血症：用红参粉每次0.9克，每日3次，连续服药6个月。

茈胡

（《本经上品》）

【释名】地熏（《本经》），芸蒿（《别录》），山菜（《吴普》），茹草（《吴普》）。

根

【气味】苦，平，无毒。

【主治】心腹，肠胃中结气，饮食积聚，寒热邪气，推陈致新。久服轻身、明目、益精。

【精选验方】

高脂血症：茈胡10克，大米100克，将茈胡水煎取汁备用，取大米粥，待熟时调入茈胡药汁，再煮一二沸即可，每日1～2剂。

黄精

（《别录上品》）

【释名】黄芝（《瑞草经》），仙人余粮（《弘景》），救穷草（《别录》），重楼（《别录》），鸡格（《别录》）。

根

【气味】甘，平，无毒。

【主治】补中益气，除风湿，安五脏。久服轻身延年不饥。补五劳七伤，助筋骨，耐寒暑，益脾胃，润心肺。单服九蒸九曝食之，驻颜断谷。补诸虚，止寒热，填精髓，下三尸虫。

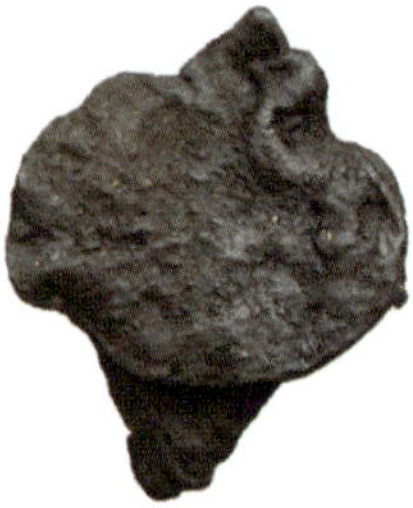

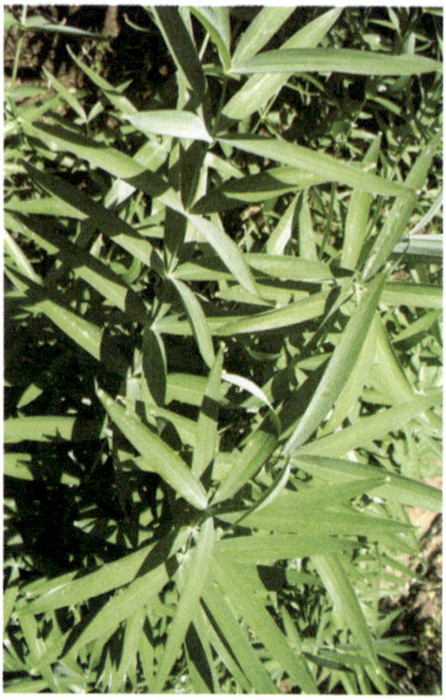

【别名】菟竹、鹿竹、重楼、鸡头参、白及黄精、玉竹黄精。

【来源】本品为百合科植物滇黄精、黄精或多花黄精的干燥根茎。按形状不同，习称大黄精、鸡头黄精、姜形黄精。

【形态特征】滇黄精：多年生草本，高可达1米。根茎横生，有节。茎直立，单一。叶4～6片轮生，线形，先端渐尖而卷曲，基部渐狭；无柄。花1～3朵腋生；花被筒状，淡绿色，6裂。浆果球形，熟时橙红色。花期4～5月。

黄精：多年生草本。根茎横生，肥大肉质，黄白色，略呈扁圆形。有数个茎痕，茎痕处较粗大，最粗处直径可达2.5厘米，生少数须根。茎直立，圆柱形，单一，高50～80厘米，光滑无毛。叶无柄；通常4～5枚轮生；叶片线状披针形至线形，长7～11厘米，宽5～12毫米，先端渐尖并卷曲，上面绿色，下面淡绿色。花腋生，下垂，花梗长1.5～2厘米，先端2歧，着生花2朵；苞片小，远较花梗短；花被筒状，长8～13毫米，白色，先端6齿裂，带绿白色；雄蕊6，着生长于花被除数管的中部，花丝光滑；雌蕊1，与雄蕊等长，子房上位，柱头上有白色毛。浆果球形，直径7~10毫米，成熟时黑色。花期5~6月，果期6~7月。

多花黄精：多年生草本。根茎横生，肥大肉质，近圆柱形，节处较膨大，直径约1.5厘米。茎圆柱形，高40~80厘米，光滑无毛，有时散生锈褐色斑点。叶无柄，互生；叶片革质，椭圆形，有时为长圆状或卵状椭圆形，长8~14厘米，宽3~6厘米，先端钝尖，两面均光滑无毛，叶脉5~7条。花腋生，总花梗下垂，长约 2厘米，通常着花3~5朵或更多，略呈伞形；小花梗长约1厘米；花被绿白色，筒状，长约2厘米，先端6齿裂；雄蕊6，花丝上有柔毛或小乳突；雌蕊1，与雄蕊等长。浆果球形，成熟时暗紫色，直径1~1.5厘米。种子圆球形。花期4~5月，果期6~9月。

【生境分布】生长于土层较深厚、疏松肥沃、排水和保水性能较好的壤土中。分布于贵州、湖南、浙江、广西、河北、河南、湖北等地。目前除贵州、湖南、广西主产姜形黄精优质外，安徽九华山所产也属上品。北方河北、内蒙古大量出产为鸡头黄精。

【性味归经】甘，平。归肺、脾、肾经。

【功能主治】补气养阴，健脾，润肺，益肾。用于脾胃气虚，体倦乏力，胃阴不足，口干食少，肺虚燥咳，劳嗽咳血，精血不足，腰膝酸软，须发早白，内热消渴。

【用量用法】内服：9~15克，鲜品30~60克，煎汤；或入丸、散；或熬膏。外用：适量，煎水洗，或以酒、醋泡涂。

【使用禁忌】凡脾虚有湿，咳嗽痰多，中寒便溏及痞满气滞者不宜服。

【精选验方】

高脂血症：黄精20克，白酒500毫升。将黄精洗净，切细置于酒瓶中，先用清水适量将黄精润透，而后兑入白酒，密封浸泡5～7日后饮用，浸泡时每日摇动数次。每次50毫升，每日2次。

高脂血症：黄精250克，蜂蜜100克。将黄精洗净，切细，加10倍水煮沸2小时，去渣取汁；加入6倍水再煎煮半小时，过滤取汁，两液合并。将黄精液以小火浓缩成稀流膏状，加入蜂蜜烧开，过滤取汁，候温装瓶，每次2匙，每日2～3次，温开水冲饮。

高脂血症：黄精10克，白糖适量。将黄精洗净，切细，放入茶杯中，冲入沸水，调入白糖拌匀，浸泡3～5分钟后饮服，每日1次。

高脂血症：黄精20克，莲米30克，薏苡仁50克，调味品适量。将黄精、薏苡仁、莲米择洗干净；黄精切细；将三者同放锅中，加清水适量，文火煮至米熟汤浓，调入食盐，味精，猪脂适量，再煮一二沸服食，每日1次。

高脂血症：黄精10克，大枣10枚。先将黄精洗净，切细；大枣去核；将黄精、大枣同放入锅中，加水适量，文火煮熟后，饮汤，嚼食黄精、大枣。

三七 （《纲目》）

【释名】山漆（《纲目》），金不换。

根

【气味】甘，微苦，温，无毒。

【主治】止血散血定痛，金刃箭伤，跌扑杖疮，血出不止者，嚼烂涂，或为末敷之，其血即止。也主吐血衄血，下血血痢，崩中经水不止，产后恶血不下，血运血痛，赤目痈肿，虎咬蛇伤诸病。

【精选验方】

高脂血症：三七15克，人参10克，刺五加30克，白酒适量。将诸药用清水适量润透，共置入白酒中，密封浸泡1周后按个人酒量服用。

高脂血症：三七10克，大米50克，白糖适量。将三七研为细末备用，取大米淘净，加水适量煮沸后纳入三七粉，煮至粥成服食，每日1～2剂。

丹参 （《本经上品》）

【释名】赤参（《别录》），山参（《日华》），郄蝉草（《本经》），木羊乳（《吴普》）。

根

【气味】苦，微寒，无毒。

【主治】心腹邪气，肠鸣幽幽如走水，寒热积聚，破症除瘕，止烦满，益气养血，去心腹痛疾结气，腰脊强脚痹，除风邪留热。久服利人。渍酒饮，疗风痹足软。主中恶及百邪鬼魅，腹痛气作，声音鸣吼，能定精。养神定志，通利关脉，治冷热劳，骨节疼痛，四肢不遂，头痛赤眼，热温狂闷，破宿血，生新血，安生胎，落死胎，止血崩带下，调妇人经脉不匀，血邪心烦，恶疮疥癣，瘿赘肿毒、丹毒，排脓止痛，生肌长肉。活血，通心包络，治疝痛。

【精选验方】

高脂血症：丹参25克，檀香15克，炙甘草10克，蜂蜜50克。先将丹参、檀香、甘草水煎取汁，调入蜂蜜服食，每日1剂。

高脂血症：丹参25克，蜂蜜50克。先将丹参切片，取丹参水煎取汁，调入蜂蜜服用，每日1次。

山楂 （《唐本草》）

【释名】赤爪子（《唐本》），鼠楂（《唐本》），猴楂（《危氏》），茅楂（《日用》），山里果（《食鉴》）。

实

【气味】酸，冷，无毒。

【主治】煮汁服，止水痢。沐头洗身，治疮痒。治妇人产后枕痛，恶露不尽，煎汁入砂糖服之，立效。化饮食，消肉积症瘕，痰饮痞满吞酸，滞血痛胀。化血块气块，活血。

【精选验方】

降血压、降血脂：鲜山楂50克（或干山楂15克），茶叶5克。将山楂洗净、捣烂，放入锅中，加水适量，煎煮，取煎液1杯，放入茶叶，闷泡片刻，频频饮用。

高脂血症：鲜山楂30克（或干山楂10克），生槐米5克，嫩荷叶15克，草决明10克。于锅中煎煮，至山楂熟烂时，将山楂压碎再煮10分钟，滤去煎液，加入适量白糖，频频代茶饮。

高脂血、冠心病：山楂12克，荷叶半张。水煎，常服用。

高脂血症：山楂40克，银耳20克，白糖适量，将银耳发开，洗干净放入锅中，加清水适量，煮至银耳烂熟后，下山楂片及白糖，再煮一二沸即成，每日1次。孕妇不宜服用。

高脂血症：山楂30克，黄耆、三七各10克，白酒适量。将三七切片；将山楂、黄耆、三七同置白酒中，密封浸泡1周后饮服，每次30～50毫升，每日1～2次。

高脂血症：鲜山楂1 000克，桃仁60克，蜂蜜250克。将山楂用刀拍碎，同核桃仁共入锅中，水煎两次，二液合并；取药液加蜂蜜混匀，置瓶中，加盖，隔水蒸1小时即成。

高脂血症：山楂50克，核桃仁150克，白糖200克。将山楂水煎取汁1 000毫升；核桃用水磨细，约取2 000毫升，将山楂汁煮沸，倒入白糖拌匀，再将核桃汁缓慢倒入，搅匀，煮沸即成，频频饮服。

高脂血症：山楂10克，茶叶5克，将山楂洗净，研为粗末，放入锅中，加适量清水，煮沸后，再煮片刻，去渣取汁；将茶叶放入杯中，兑入山楂汁，浸泡数分钟后即可饮用，每日1次，连续10～30日。

高脂血症：山楂30克，茯苓、菊花、茶叶、萝卜子各15克，麦芽、陈皮、泽泻、赤小豆、夏枯草、草决明各10克。将上药择净，共研粗末备用；每日10克，开水冲泡代茶饮，每日1次。

葡萄 （《本经上品》）

【释名】蒲桃，草龙珠。

实

【气味】甘，平，涩，无毒。

【主治】筋骨湿痹，益气倍力强志，令人肥健，耐饥忍风寒。久食，轻身不老延年。可做酒。逐水，利小便。除肠间水，调中治淋。时气痘疮不出，食之，或研酒饮，甚效。

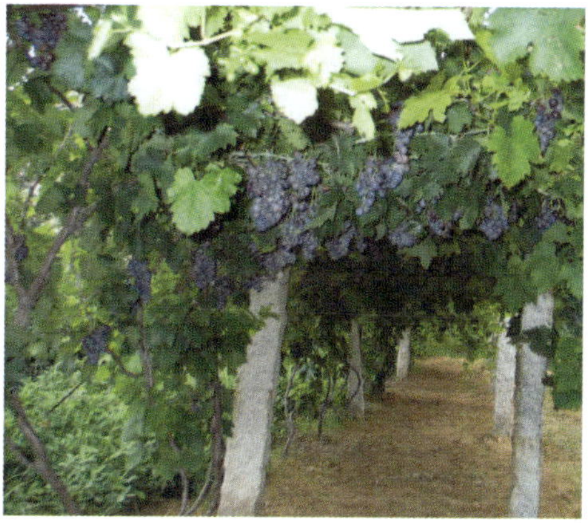

【别名】草龙珠、蒲萄秧、索索葡萄。

【来源】本品葡萄科葡萄属植物葡萄的果、根、藤。

【形态特征】高大缠绕藤本，幼茎秃净或略被绵毛。叶纸质，互生，圆形或圆卵形，宽10～20厘米，常3～5裂，基部心形，边缘有粗而稍尖锐的齿缺，下面常密被蛛丝状绵毛；叶柄长达4～8厘米。花杂性，异株，圆锥花序大而长，与叶对生；花序柄无卷须。浆果卵圆形至卵状矩圆形，富汁液，熟时紫黑色或红而带青色，外被蜡粉。花期6月，果期9～10月。

【生境分布】长江流域以北各地均有栽培，主要产于新疆、甘肃、陕西、山西、河北、山东等地。

【性味归经】甘、酸，平。归肺、脾、肾经。

【功能主治】补气血，强筋骨，利小便。主治气血虚弱，肺虚咳嗽，心悸盗汗，风湿痹病，淋病，浮肿。

【用量用法】内服：煎汤、捣汁或浸酒。

【使用禁忌】不堪多食，令人卒烦闷眼暗。

【精选验方】

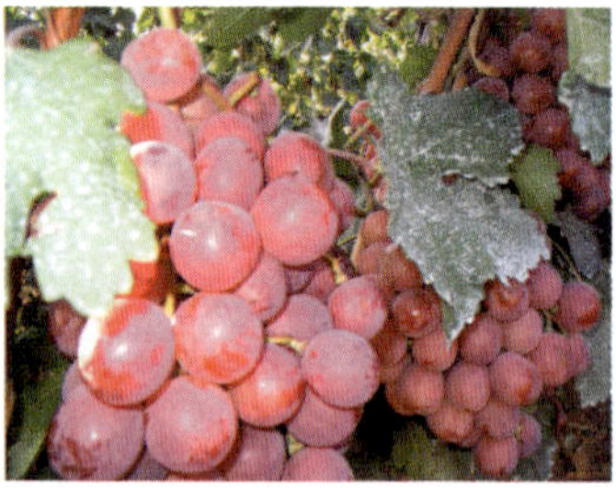

高脂血症：葡萄干30克，人参10克，白酒500毫升。将葡萄干洗净，人参用白酒润透、切片，将葡萄干、人参放入白酒中，密封浸泡，每日摇动数次，浸泡1周后饮用，每次20～50毫升，每日1次。

高脂血症：葡萄50克，菊花15克，生地黄20克，低度白酒适量。菊花择净，生地切粒，将菊花、生地黄、葡萄等同放入瓶中，加清水适量浸泡半小时后，再兑入白酒，密封浸泡7～10日后饮服，每次30～50毫升，每日1～2次。

高脂血症：鲜葡萄、蜂蜜各适量。将葡萄洗净，榨汁，将汁液放入碗中，加蜂蜜及温开水适量调匀饮服，每日1～2次。

虎杖

（《别录中品》）

【释名】苦杖（《拾遗》），大虫杖（《药性》），斑杖（《日华》），酸杖。

【气味】微温。甘，平，无毒。

【主治】通利月水，破留血症结。渍酒服，主暴瘕。风在骨节间，及血淤，煮做酒服之。治大热烦躁，止渴利小便，压一切热毒。治产后血运，恶血不下，心腹胀满，排脓，主疮疖，扑损淤血，破风毒结气。烧灰，贴诸恶疮。焙研炼蜜为丸，陈米饮服，治肠痔下血。研末酒服，治产后淤血痛，及坠扑昏闷有效。

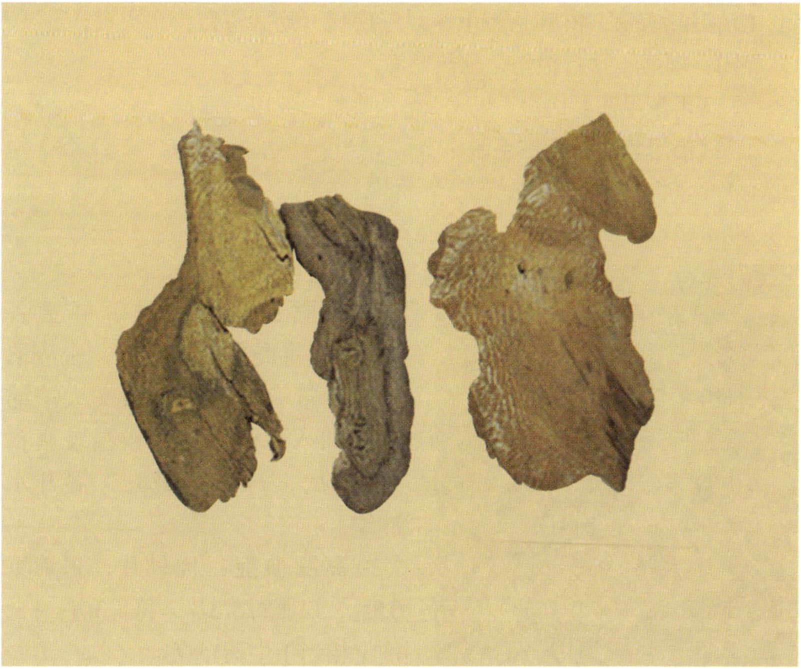

【别名】 斑庄、花斑竹、酸筒杆、酸桶笋、川筋龙、斑杖根、大叶蛇总管。

【来源】 本品为蓼科多年生草本植物虎杖的根茎和根。

【形态特征】 多年生灌木状草本，无毛，高1～1.5米，根状茎横走，木质化，外皮黄褐色，茎直立，丛生，中空，表面散生红色或紫红色斑点。叶片宽卵状椭圆形或卵形，顶端急尖，基部圆形或阔楔形，托叶鞘褐色，早落。花单性，雌雄异株，圆锥花序腋生；花梗细长，中部有关节。瘦果椭圆形，有3棱，黑褐色，光亮。

【生境分布】 生长于疏松肥沃的土壤，喜温和湿润气候，耐寒、耐涝。分布于江苏、江西、山东、四川等地。

【性味归经】 微苦，微寒。归肝、胆、肺经。

【功能主治】 利湿退黄，清热解毒，散瘀止痛，止咳化痰。主治湿热黄疸，淋浊，带下，风湿痹痛，痈肿疮毒，水火烫伤，经闭，癥瘕，跌打损伤，肺热咳嗽。

【用量用法】 内服：9～15克，煎服。外用：适量。

【使用禁忌】 孕妇忌服。

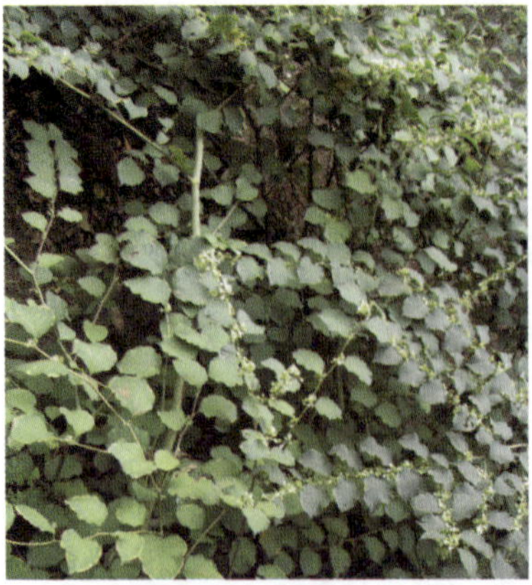

【精选验方】

高脂血症： 虎杖、蜂蜜各200克，将虎杖水煎两次，去渣取汁，两液合并；取药液文火浓缩后，加入蜂蜜煮沸，候温装瓶，每日2次，每次20毫升，温开水冲饮。

高脂血症： 虎杖片，每片重0.5克，口服每次3片，每日3次，1日剂量相当于生药15克。

菊

（《本经上品》）

【释名】节华（《本经》），女节（《别录》），日精（《别录》），傅延年（《别录》），治蘠（《尔雅》）。

花

【气味】苦，平，无毒。

【主治】诸风头眩肿痛，目欲脱，泪出，皮肤死肌，恶风湿痹。久服利血气，轻身耐老延年。

白菊

【气味】苦，辛，平，无毒。

【主治】风眩，能令头不白。染髭发令黑。和巨胜、茯苓蜜丸服之，去风眩，变白不老，益颜色。

【精选验方】

高血脂症：菊花、桑仁各10克，大米50克，蜂蜜适量。将大米淘净，加适量清水，煮粥，待熟时调入菊花末、桑仁、蜂蜜，再煮一二沸即成，每日1～2剂。

高脂血症：菊花、槐花各6克，甘草、绿茶各3克。将上药置于杯中，开水浸泡5～10分钟后饮用，每日1剂。

高脂血症：将菊花择净，置于白酒中，密封浸泡1周后饮服，每日中午、晚上睡前各饮用1小盅。

高脂血症：菊花15克，黄精10克，低度白酒适量。将菊花择净；黄精切片；将菊花、黄精同放入净瓶中，加适量清水浸泡半小时后，兑入白酒，密封浸泡1周后饮服，每次30～50毫升，每日1～2次。

高脂血症：菊花、金银花各10克，扁豆花2朵，绿茶3克。将三花择洗干净，与绿茶同置杯中，冲入沸水，浸泡3～5分钟后饮服，每日1次。

高脂血症：菊花、蜂蜜适量。菊花盛开时节，选取菊花瓣；将菊花洗净，加水煎透，去渣熬为浓汁，再加入适量蜂蜜文火收膏，装瓶备用。每次10克，温开水冲服，每日3～4次。

高脂血症：菊花30克，茉莉花5克，鸡汤1碗，调料适量。将菊花、茉莉花择净；将鸡汤煮沸后，下调味品再煮沸，而后下菊花，茉莉花，再煮一二沸即成，每日1～2次。

高脂血症：菊花20克，鹌鹑蛋5个，鸡汤一大碗，调料适量。将鹌鹑蛋煮熟去壳备用；菊花择净；鸡汤放入锅中煮沸后，下调味品，待沸后下鹌鹑蛋及菊花，再煮一二沸即成，每日1次。

高脂血症：菊花10克，大米50克，将菊花洗净，冰糖研末，大米淘净，加适量水煮粥，待熟时调入菊花、冰糖，再煮一二沸即可，每日1次。

茵陈蒿 （《本经上品》）

【释名】藏器曰：此虽蒿类，经冬不死，更因旧苗而生，故名茵陈，后加蒿字耳。

茎叶

【气味】苦，平，微寒，无毒。

【主治】风湿寒热邪气，热结黄疸。久服轻身益气耐老。面白悦长年。治通身发黄，小便不利，除头热，去伏瘕。通关节，去滞热，伤寒用之。

【别名】因尘、马先、茵陈、因陈蒿、绵茵陈。

【来源】本品为菊科多年生草本植物茵陈蒿或滨蒿等的干燥地上部分。

【形态特征】多年生草本，幼苗密被灰白色细柔毛，成长后全株光滑无毛。基生叶有柄，2～3回羽状全裂或掌状分裂，最终裂片线形；花枝的叶无柄，羽状全裂成丝状。头状花序圆锥状，花序直径1.5～2毫米；总苞球形，总苞片3～4层；花杂性，每一花托上着生两性花和雌花各约5朵，均为淡紫色管状花；雌花较两性花稍长，中央仅有一雌蕊，伸出花冠外，两性花聚药，雌蕊1枚，不伸出，柱头头状，不分裂。瘦果长圆形，无毛。滨蒿：与茵陈不同点为，一年生或二年生草本，基生叶有长柄，较窄，叶片宽卵形，裂片稍卵形，疏离，茎生叶线形，头状花序直径约1毫米，外层雌花5～7朵，中部两性花约4朵。幼苗多收缩卷曲成团块，灰绿色，全株密被灰白色茸毛，绵软如绒。茎上或由基部着生多数具叶柄的叶，长0.5～2厘米，叶柔软，皱缩并卷曲，多为2～3回羽状深裂，裂片线形，全缘。茎短细，一般长3～8厘米，直径1.5～3毫米。

【生境分布】生长于路边或山坡。分布于陕西、山西、安徽等地。

【性味归经】苦、辛，微寒。归脾、胃、肝、胆经。

【功能主治】清利湿热，利胆退黄。主治黄疸尿少，湿温暑湿，湿疮瘙痒。

【用量用法】内服：6～15克，煎服。外用：适量。

【使用禁忌】蓄血发黄及血虚萎黄者慎用。

【精选验方】

高脂血症：茵陈蒿500克，蜂蜜200克，将茵陈蒿择净，水煎两次，去渣取汁，两液并合，取药液浓缩后，加入蜂蜜煮沸，候温装瓶，每日2次，每次20毫升，温开水冲饮。

何首乌

（宋·《开宝》）

【释名】交藤（《本传》），夜合（本传》），地精（《本传》），马肝石（《纲目》），九真藤（《纲目》）。

根

【气味】苦，涩，微温，无毒。

【主治】瘰疬，消痈肿，疗头面风疮，治五痔、止心痛、益血气，黑髭发，悦颜色。久服长筋骨，益精髓，延年不老。也治妇人产后及带下诸疾。

【精选验方】

高脂血症：制何首乌30克，红枣5枚，粳米100克，冰糖适量。将制何首乌放入沙锅内，加水煎汁，去渣；粳米淘净干净，与红枣、冰糖一起放入沙锅中，倒入首乌汁，加水适量，共煮为粥。

高脂血症：何首乌100克，鸡蛋2枚。将鸡蛋和何首乌洗净加水同煮。蛋煮熟捞出去壳，再放入锅中煮片刻，食蛋饮汤。

高脂血症：生何首乌100克，白酒适量。将首乌用酒润透，切细，以60%白酒浸泡于瓷瓶中，密封隔水炖3～5小时，随时随量饮用。

高脂血症：何首乌、枸杞子、桑葚子、女贞子各等量，蜂蜜适量。将诸药水煎两次，二液合并，混匀，去药液文火浓缩后，纳入等量蜂蜜，煮沸即成，每次20毫升，每日2次，温开水冲服。

高脂血症：何首乌、枸杞子各15克，将两者洗净，冲入沸水浸泡，代茶饮，每日1次，连服30日。

高脂血症：口服何首乌片降血清胆固醇的有效率为61.8%～82%，部分病例可降至正常。每次5～6片（每片含生药0.8克），每日3次，1～3个月为1个疗程。

当归

（《本经中品》）

【释名】乾归（《本经》），山蕲（《尔雅》），白蕲（《尔雅》），文无（《纲目》）。

根

【气味】苦，温，无毒。

【主治】咳逆上气，温疟寒热洗洗在皮肤中，妇人漏下绝子，诸恶疮疡金疮，煮汁饮之。

【精选验方】

高脂血症：当归60克，生姜30克，羊肉500克，调料适量，将羊肉洗净、切块，当归、生姜布包，放沙锅中，加水1 500毫升，先用大火煮开，再用文火炖2小时，待煮熟后调入食盐、味精适量服食。

高脂血症：当归、桂圆肉各30克，母鸡1只。将母鸡去杂毛，洗净，放入沸水中焯一下，切块，文火炖至半熟后，下桂圆肉、当归，共炖至熟后服食，每周2~3剂。

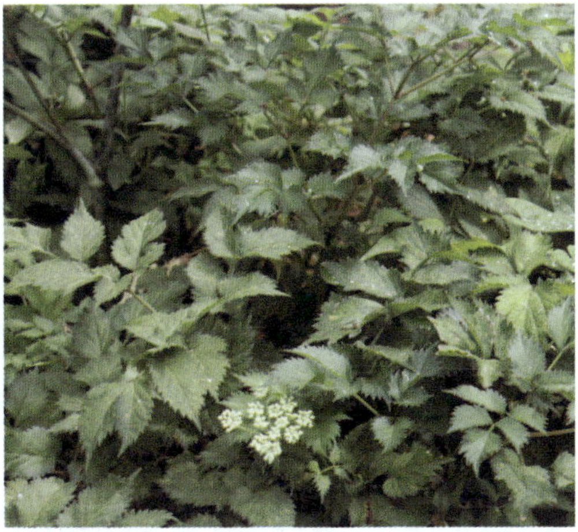

高脂血症：当归20克，猪胫骨500克，调料适量。将当归布包，猪胫骨打碎，加清水适量，文火炖约2~3小时，去渣取汁，加味精，食盐适量服食。

红蓝花

（宋·《开宝》）

【释名】红花（《开宝》），黄蓝。

花

【气味】辛，温，无毒。

【主治】产后血运口噤，腹内恶血不尽绞痛，胎死腹中，并酒煮服。也主蛊毒。多用破留血，少用养血。活血润燥，止痛散肿，通经。

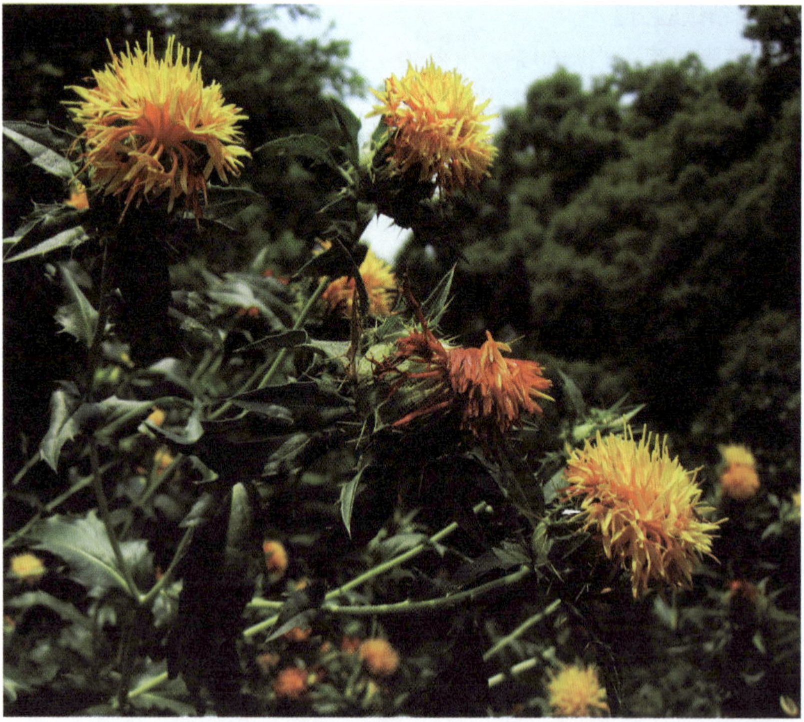

【别名】草红、杜红花、刺红花、金红花。

【来源】本品为菊科植物红花的干燥花。

【形态特征】一年生草本，高30～90厘米，全体光滑无毛。茎直立，基部木质化，上部多分枝。叶互生，质硬，近于无柄而抱茎；卵形或卵状披针形，基部渐狭，先端尖锐，边缘具刺齿；上部叶逐渐变小，成苞片状，围绕头状花序。花序大，顶生，总苞片多列，外面2～3列呈叶状，披针形，边缘有针刺；内列呈卵形，边缘无刺而呈白色膜质；管状花多数，通常两性，橘红色。瘦果椭圆形或倒卵形，长约5毫米，基部稍歪斜，白色，具4肋。花期6～7月，果期8～9月。

【生境分布】全国各地多有栽培。

【性味归经】辛，温。归心、肝经。

【功能主治】活血通经，散瘀止痛。主治经闭，痛经，恶露不行，癥瘕痞块，胸痹心痛，瘀滞腹痛，胸胁刺痛，跌扑损伤，疮疡肿痛。

【用量用法】内服：3～10克，煎服。亦可入散剂或浸酒，鲜者捣汁。外用：研末撒。

【使用注意】孕妇慎用。

【精选验方】

高脂血症：红蓝花10克，生姜3片，豆腐500克，红糖适量，将红蓝花择净；生姜切片；将红蓝花、生姜同置锅中，加清水适量煮沸后，下豆腐块再煮熟，红糖调味服食。每日2次，早、晚分服。

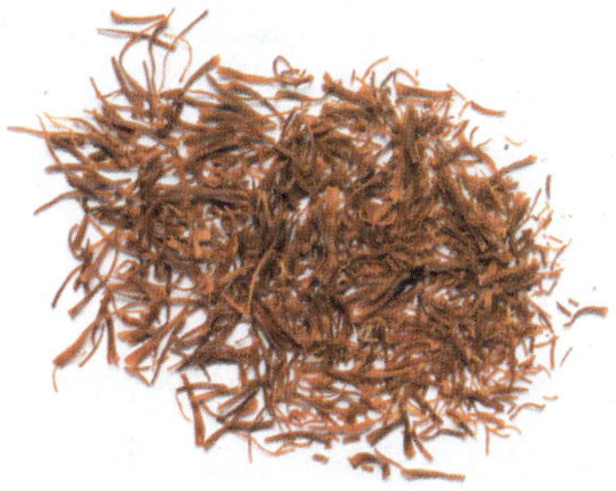

石耳

（《日用》）

【释名】灵芝（《灵苑方》）。

【气味】甘，平，无毒。

【主治】久食益色，至老不改，令人不饥，大小便少。明目益精。

【别名】赤芝、红芝、木灵芝、菌灵芝、万年蕈、灵芝草。

【来源】本品为多孔菌科真菌赤芝克或紫芝的干燥子实体。

【形态特征】大多为一年生，少数为多年生。菌盖的质地为革质、木质或木栓质，其大小差异甚大。子实体最大的是树舌，直径可达1米以上；最小的灵芝子实体直径只有2～3厘米。菌盖形状有圆形、半圆形、马蹄形、漏斗形数种，表面有或无光泽，有或无辐射状皱纹与环带。菌肉木材色、浅白色或褐色。子实体腹面有菌管，每毫米有菌管4～6个。管孔内着生孢子，孢子卵形、壶形或椭圆形，孢子壁双层。菌丝在斜面培养基上呈贴生，生长后期表面菌丝纤维化，呈浅棕色或灰褐色，坚牢。灵芝属真菌的子实体一年生或多年生，有柄或无柄，木栓质或木质，常具坚硬皮壳。菌盖表面有或无漆样光泽。菌肉1层或具不同颜色的2～3层。菌管一层或多层，管口通常略呈圆形或其他形状。菌柄侧生、偏生、中生、背生、背侧生或平侧生。皮壳构造常呈拟子实层型、毛皮层型或其他类型。担子短棍棒状至芜普状，具4个小梗。孢子卵形至椭圆形或顶端平截，双层壁。假芝属真菌的子实体一年生，多数有柄，纸质、革质、木栓质或木质。菌盖圆形或其他形状，单生或合生，表面颜色从淡黄色、淡乳黄色至淡黑色，各种色彩大多呈暗色，若干种有光光泽有或无环带，或皱或平滑。菌肉质地均匀、硬或绵软，淡白色至暗褐色，遇氢氧化钾溶液变黑或不变黑，厚度不等。菌管单层，长度不等，管口圆形或多角形，管口直径大者可达2毫米孢子近球形至球形，偶尔近椭圆形，双层壁，内壁有或无小刺。典型种有假芝。

【生境分布】全国大部分地区有栽培，南方庐山最为出名。

【性味归经】甘，平。归心、肺、肝、肾经。

【功能主治】补气安神，止咳平喘。主治心神不宁，失眠心悸，肺虚咳喘，虚劳短气，不思饮食。

【用量用法】内服：6～12克，煎服。

【精选验方】

高脂血症：单用灵芝煎服，或制成片剂（每片相当于干燥灵芝1克），每服3片，每日3次。亦可用糖浆剂。

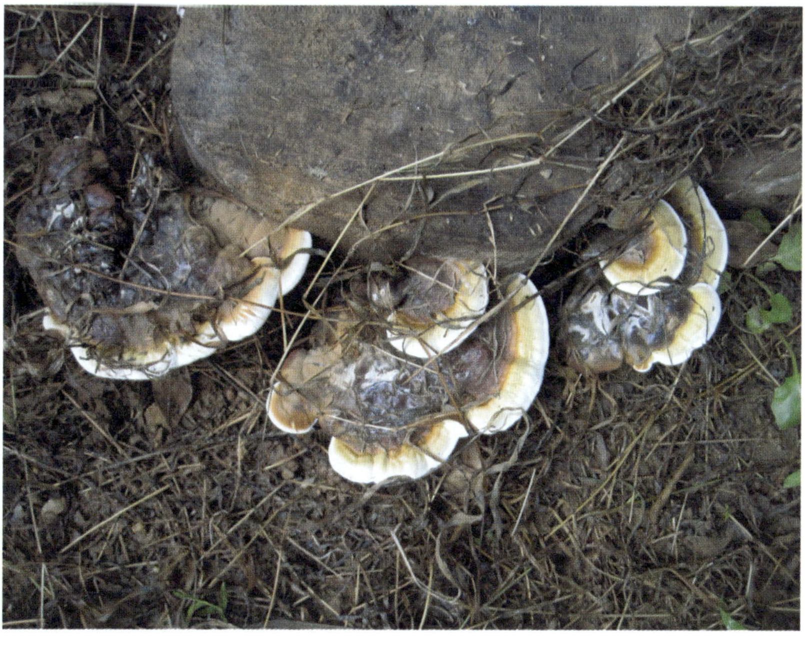

地黄 （《本经上品》）

【释名】苄，芑，地髓（《本经》）。

叶、茎、根、子

【气味】苦，寒，无毒。
【主治】疥瘙痂痒恶疮，杀虱，治留热在骨节间，明目。

干地黄

【主治】伤中，逐血痹，填骨髓，长肌肉。做汤除寒热积聚，除痹，疗折跌绝筋。久服轻身不老，生者尤良。

【精选验方】

高脂血症：生地黄、制何首乌、枸杞子各15克，白酒1 000毫升，冰糖适量。将诸药择净，生地黄切成粒；何首乌、生地黄、枸杞子三药同放入白酒中，纳入冰糖，密封浸泡15日后即可饮用，每日1次，每次15～30毫升。

高脂血症：鲜地黄250克，鲜藕、鲜梨各1 000克，蜂蜜适量。将鲜梨洗净，榨汁；将梨渣与地黄、鲜藕水煎取汁，共煎两次，二液并合；取药液文火浓缩后，兑入梨汁与等量蜂蜜，煮沸混匀，候温装瓶。每次20毫升，每日2～3次，温开水冲饮。

高脂血症：生地黄5 000克，茯苓550克，银耳500克，人参450克，上好的蜂蜜2 500克。将银耳洗净备用，参、苓研末；先将生地黄捣烂取汁，加银耳、蜂蜜煮沸，下人参、茯苓末，熬为膏状，备用，每日睡前服食1汤匙，温开水送服。

决明

（《本经上品》）

【释名】时珍曰：此马蹄决明也，以明目之功而名。又有草决明、石决明，皆同功者。草决明即青葙子。

子

【气味】咸，平，无毒。

【主治】青盲，目淫肤，赤白膜，眼赤泪出。久服益精元，轻身。

【精选验方】

高脂血症：决明子、绿茶各5克。将决明子用小火炒至有香气溢出时取出，候凉。将决明子、绿茶同放入杯中，冲入沸水，浸泡3～5分钟后即可饮服，随饮随续水，直到味淡为止。

大黄

（《本经下品》）

【释名】黄良（《本经》），将军（《当之》），火参（《吴普》），肤如（《吴普》）。

【气味】苦，寒，无毒。

【主治】下淤血血闭，寒热，破症瘕积聚，留饮宿食，荡涤肠胃，推陈致新，通利水谷，调中化食，安和五脏。下痢赤白，里急腹痛，小便淋漓，实热燥结，潮热谵语，黄疸诸火疮。

【精选验方】

高脂血症：鲜大黄10克，蜂蜜适量。将大黄切片，与蜂蜜同放杯中，冲入沸水适量，浸泡3～5分钟后饮服，每日1次。

车前（《本经上品》）

【释名】当道（《本经》），牛遗（《别录》），车轮菜（《救荒》），地衣（《纲目》），蛤蟆衣（《别录》）。

子

【气味】甘，寒，无毒。

【主治】气癃止痛，利水道小便，除湿痹。久服轻身耐老。男子伤中，女子淋漓不欲食，养肺强阴益精，令人有子，明目疗赤痛。去风毒，肝中风热，毒风冲眼，赤痛障翳，脑痛泪出，压丹石毒，去心胸烦热。收妇人难产。导小肠热，止暑湿泻痢。

【精选验方】

高血压：车前子9～18克，水煎2次，每日当茶饮。

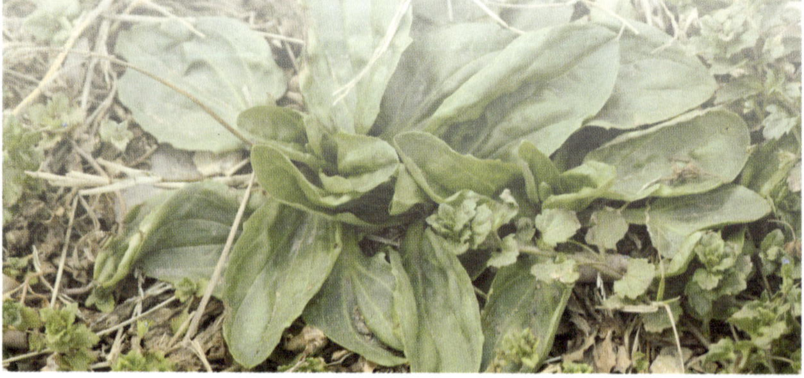

泽泻

（《本经上品》）

【释名】 水泻（《本经》），鹄泻（《本经》），及泻（《别录》），禹孙（《别录》）。

根

【气味】 甘，寒，无毒。

【主治】 风寒湿痹、乳难，养五脏，益气力，肥健，消水。久服，耳目聪明，不饥延年，轻身面先光，能行水上。补虚损，五脏痞满，起阴气，止泄精，消渴淋漓，逐膀胱三焦停水。主肾虚精自出，治五淋，宣通水道。主头旋耳虚鸣，筋骨挛缩，通小肠，止尿血，主难产，补女人血海，令人有子。入肾经，去旧水，养新水，利小便，消肿胀，渗泄止渴。渗湿热，行痰饮，止呕吐泻痢，疝痛脚气。

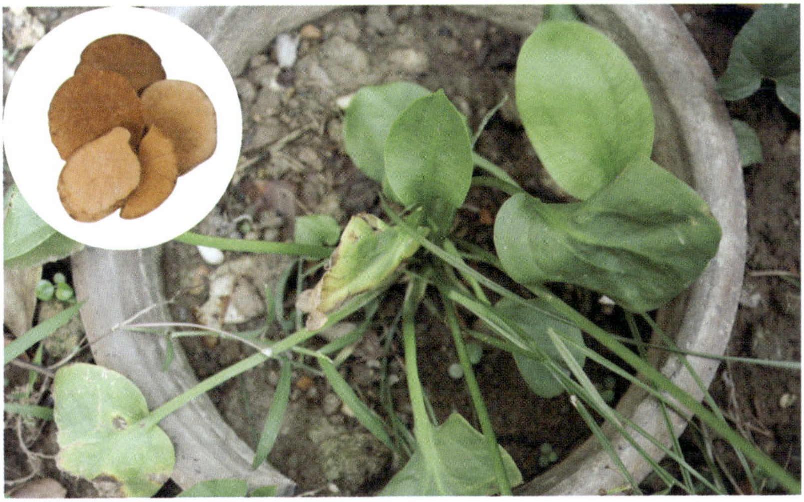

【别名】水泻、芒芋、鹄泻、泽芝、及泻、天秃、禹孙、天鹅蛋。

【来源】本品为泽泻科植物泽泻的干燥块茎。

【形态特征】多年生沼生植物，高50～100厘米。叶丛生，叶柄长达50厘米，基部扩延成中鞘状；叶片宽椭圆形至卵形，基部广楔形、圆形或稍心形，全缘，两面光滑；叶脉5～7条。花茎由叶丛中抽出，花序通常为大型的轮生状圆锥花序；花两性。瘦果多数，扁平，倒卵形，背部有两浅沟，褐色，花柱宿存。

【生境分布】生长于沼泽边缘，幼苗喜荫蔽，成株喜阳光，怕寒冷，在海拔800米以下地区，一般都可栽培。分布于福建、四川、江西等地。

【性味归经】甘、淡，寒。归肾、膀胱经。

【功能主治】利水渗湿，泄热，化浊降脂。主治小便不利，水肿胀满，泄泻尿少，痰饮眩晕，热淋涩痛，高脂血症。

【用量用法】内服：6～10克，煎服。

【使用禁忌】肾虚精滑者慎用。

【精选验方】

高脂血症：泽泻100克，薏苡仁50克，白酒500毫升。泽泻切片，薏苡仁择净同装入瓶中，兑入白酒密封浸泡，每日摇动数次，7日后即可饮服，每晚睡前饮1小盅。

高脂血症：泽泻、桑仁、薏苡仁各15克，人参10克，大枣10枚，白酒适量。人参切片；大枣去核后将药同放入瓶中，兑入白酒，密封浸泡1周后，饮服，每日2次，每次30～50毫升。

高脂血症：泽泻10克，大米50克。将泽泻切片，大米淘洗干净，先取泽泻水煎取汁，去渣，加大米煮为稀粥服食，每日1次。

茯苓

（《本经上品》）

【释名】伏灵（《纲目》），伏菟（《本经》），松腴、不死面（《记事味》）。

【气味】甘，平，无毒。

【主治】胸胁逆气，忧恚惊邪恐悸，心下结痛，寒热烦满咳逆，口焦舌干，利小便。久服，安魂养神，不饥延年。

【精选验方】

高脂血症：茯苓30克，陈皮10克，面粉1 000克，瘦肉及调料适量。将陈皮、茯苓水煎取浓汁，加面粉调匀，发酵作为面团备用，瘦肉剁细，与葱、姜、椒、盐、香油适量拌匀，与面团做成包子，蒸熟，早、晚服食。

高脂血症：茯苓50克，薯蓣20克，黄檗10克，猪肚250克，调料适量。将猪肚洗净纳诸药于猪肚中，扎进口，淋上料酒，撒上盐，加水炖烂，去药渣，将猪肚取出切成片，调味服食。

高脂血症：茯苓60克，白酒500毫升。将茯苓切片，装入纱布袋中，扎进口，浸泡与白酒中，每天摇动数次，浸泡7日即可，每晚睡前饮一小盅。

高脂血症：茯苓30克，鲜仙人掌100克，白酒500毫升。鲜仙人掌去刺，切片；茯苓切片；将两者同浸泡于白酒中，每天摇动数次，浸泡7日即可，每晚睡前饮用1小盅。

高脂血症：茯苓50克，黄耆30克，人参10克，白酒适量。茯苓研细；黄耆、人参切片；将诸药同放瓶中，兑入白酒密封浸泡7日后，每日2次，每次30～50毫升。

高脂血症：茯苓25克，陈皮10克，生姜5片。将茯苓、陈皮择洗干净，陈皮切丝；生姜切片；将三者同放入锅中，加水适量，水煎取汁，代茶饮服，每日1剂。

枸杞、地骨皮

（《本经上品》）

【释名】枸棘（《衍义》），苦杞（《诗疏》），甜菜（《图经》），天精（《抱朴》），地骨（《本经》）。

【气味】枸杞：苦，寒，无毒。

【主治】主五内邪气，热中消渴，周痹风湿。久服，坚筋骨，轻身不老，耐寒暑。

地骨皮

【气味】苦，寒。

【主治】细锉，拌面煮熟，吞之，去肾风，益精气。去骨热消渴。解骨蒸肌热消渴，风湿痹，坚筋骨，凉血。治表无定之风邪，传尸有汗之骨蒸。泻肾火，降肺中伏火，去胞中火，退热，补正气。治上膈吐血。治金疮神验。去下焦肝肾虚热。

【精选验方】

高脂血症：枸杞地骨皮叶、芹菜叶、蕹菜叶各100克，大米50克，白糖适量。将三叶洗净，切细备用；先取大米煮粥，待熟时调入三叶、白糖，再煮一二沸服食；或将三叶洗净、榨汁，纳入大米粥中服食。每日1～2剂。

高脂血症：枸杞子250克，黄酒适量。将枸杞子择洗干净，置于黄酒中密封浸泡，每日摇动数次，2月后即可饮用，每日2次，饭后适量饮用。

高脂血症：枸杞子24克，桂圆肉15克，当归6克，炒白术10克，黑豆30克，白酒500毫升。将诸药择净，当归切片，同置于白酒中，每日同样的数次密封浸泡1月后，每次15～30克，每日2次。

高脂血症：枸杞子、山楂各15克，将二药择洗干净置于茶杯中，冲入沸水浸泡2小时后，频频饮服，每日1剂。

银杏 （《日用》）

【释名】白果（《日用》），鸭脚子。

核仁

【气味】甘，苦，平，涩，无毒。

【主治】生食引疳解酒，熟食益人。

【精选验方】

高脂血症：银杏叶500克，五味子、红枣各250克，蜂蜜1 000克，冰糖50克。将五味子、红枣、银杏叶水煎3次，三液混合均匀，取药液加蜂蜜、冰糖混匀，文火煎煮30分钟后，候温装瓶。每日2次，每次2汤匙，饭后温开水冲饮。

高脂血症：银杏叶、罗布麻各100克，菊花30克，草决明10克。将决明子炒香与银杏叶、罗布麻、菊花等同放入杯中，冲入沸水适量，密封浸泡10～20分钟后饮服，每日1次。

高脂血症：银杏叶、白糖适量。选取银杏叶嫩叶，洗净晒干，研为末，每10克装为1袋；取银杏茶1袋放入茶杯中，冲入沸水，浸泡3～5分钟后饮用，也可调入白糖适量同用，每日1袋。

龙眼

（《别录中品》）

【释名】龙目（《吴普》），圆眼，益智（《别录》），亚荔枝（《开宝》）。

实

【气味】甘，平，无毒。

【主治】五脏邪气，安志厌食。除蛊毒，去三虫。久服强魂聪明，轻身不老，通神明。开胃益脾，补虚长智。

【精选验方】

高脂血症：龙眼肉100克，上好白酒500毫升。将龙眼肉洗净，放入白酒中，每日摇动数次，密封浸泡百日后，每日2次，每次温饮2小盅。

高脂血症：龙眼肉24克，枸杞子12克，当归、菊花各10克，白酒1 500毫升，冰糖适量。当归切片，菊花择净；将诸药同置于白酒中，纳入冰糖，密封浸泡1月后饮用，每次15～30毫升，每日2次。

高脂血症：龙眼肉150克，枸杞子120克，熟地、当归、薯蓣各50克，白酒1 500毫升。将当归切片，薯蓣研细；将诸药同置于白酒中，密封浸泡1月后饮用，每次15～20毫升，每日午、晚各1次。

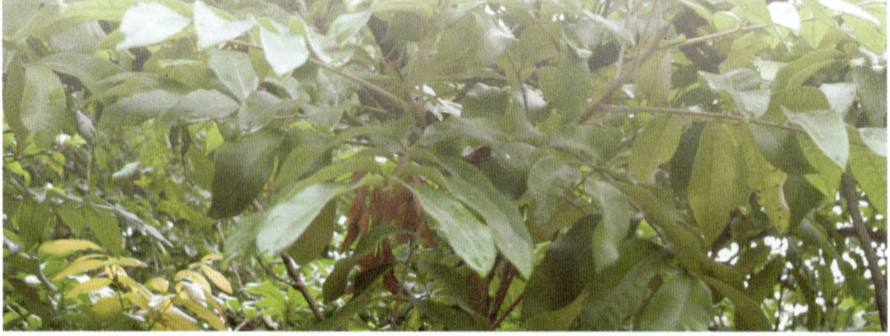

麦门冬

（《本经上品》）

【释名】禹韭（《吴普》），禹余粮（《别录》），不死草（《吴普》），阶前草。

根

【气味】甘，平，无毒。

【主治】心腹结气，胃络脉绝，羸瘦短气。久服轻身不老不饥。

【精选验方】

高脂血症：麦冬、党参各60克，黄耆、淫羊藿、大枣各50克，枸杞子45克，人参、何首乌、甘草各20克，天麻10克，冬虫夏草1克，白酒、蔗糖适量。将大枣去核；诸药择净；将上药置于瓶中，加清水适量浸泡半小时后兑入白酒及蔗糖，每日摇动数次，密封浸泡3～5日后即可饮用，每次30毫升，每日2次。

胡桃

（宋·《开宝》）

【释名】羌桃（《名物志》），核桃。

胡桃青皮

【气味】苦，涩，无毒。

【精选验方】

高脂血症：胡桃肉、桑葚、芝麻各等份，蜂蜜适量。将黑芝麻，胡桃肉炒香，研末；与桑仁同置锅中，兑入蜂蜜，煮沸，候温装瓶，每次5～10克，每日3次嚼食。

高脂血症：胡桃肉200克，枸杞子100克，蜂蜜适量。将胡桃去壳取仁，炒香；将胡桃仁、枸杞子、蜂蜜同置广口瓶中，拌匀，放入笼中蒸熟服食，每日适量嚼食。

高脂血症：胡桃肉、栗子肉各等量，蜂蜜适量。将胡桃、栗子去壳取肉，炒香研末，混匀，将胡桃、栗子肉末纳入蜂蜜中搅拌，煮沸，候温装瓶，每次30克，每日2次，早、晚温开水冲服。

大枣 （《本经上品》）

【释名】干枣（《别录》），美枣（《别录》），良枣。

【气味】甘，平，无毒。

【主治】心腹邪气，安中，养脾气，平胃气，通九窍，助十二经，补少气、少津液，大惊四肢重，和百药。久服轻身延年。

【精选验方】

高脂血症：大枣50克，兔肉500克，调味品适量。将大枣去核，兔肉洗净，切块，同放瓦锅中，加水及白葱、食盐、味精、黄酒适量，隔水蒸1～2小时，以兔肉熟烂为度，调入味精适量服用。

高脂血症：大枣10枚，鸡血藤50克，猪蹄筋80克，食盐适量。先将猪蹄筋用清水浸1夜，翌日再用开水浸泡4小时，洗净，切段，鸡血藤布包，同放碗中，加开水2碗半，煮至半碗时，去药渣，调味，服食。

高脂血症：红枣20枚，黑木耳30克，猪瘦肉250克。将大枣去核，木耳泡开洗净，猪肉洗净，切片，淀粉勾芡。将大枣、黑木耳文火煲沸20分钟后，下肉片，煲至肉熟，调味服食，每日1剂。

高脂血症：红枣10枚，雪梨膏20毫升。将红枣去核，加清水适量，先泡半小时，文火煮至枣烂熟；将雪梨膏调入红枣汤中，调匀作茶饮服，每日1～2剂。

生姜（《别录中品》）

【释名】时珍曰：按许慎说文，姜作疆，云御湿之菜也。

【气味】辛，微温，无毒。

【主治】久服去臭气，通神明。

干生姜

【主治】治嗽温中，治胀满，霍乱不止，腹痛，冷痢，血闭。病人虚而冷，宜加之。姜屑，和酒服，治偏风。肺经气分之药，能益肺。

【精选验方】

高脂血症：鲜生姜50克，茶叶10克。将生姜洗净，切片，与茶叶同放入锅中，水煎取汁饮用；或将生姜洗净，切丝，放入茶杯中，再放入茶叶，冲入沸水，浸泡饮服，每日1次。

薏苡仁

（《本经上品》）

【释名】解蠡（《本经》），芑实（《别录》），回回米（《救荒本草》），薏珠子（《图经》）。

薏苡仁

【气味】甘，微寒，无毒。

【主治】筋急拘挛，不可屈伸，久风湿痹，下气。久服，轻身益气。

【精选验方】

高脂血症：薏苡仁、大米各50克，陈皮10克，白糖适量。将陈皮择净，放入锅中，加清水适量，浸泡5~10分钟后水煎取汁，加薏苡仁、大米煮粥，待熟时调入白糖，再煮一二沸即成，每日1次。

高脂血症：薏苡仁60克，白酒500毫升。将薏苡仁淘净，装入纱布中扎好口，置入白酒中，密封浸泡，每日摇动数次，7日后即可饮用，每晚睡前饮一小盅。

高脂血症：薏苡仁200克，百合30克。将薏苡仁、百合择洗干净；将薏苡仁、百合放入锅中，加水5碗，煎至3碗，分次服，每日1次，病嚼食薏苡仁、百合。

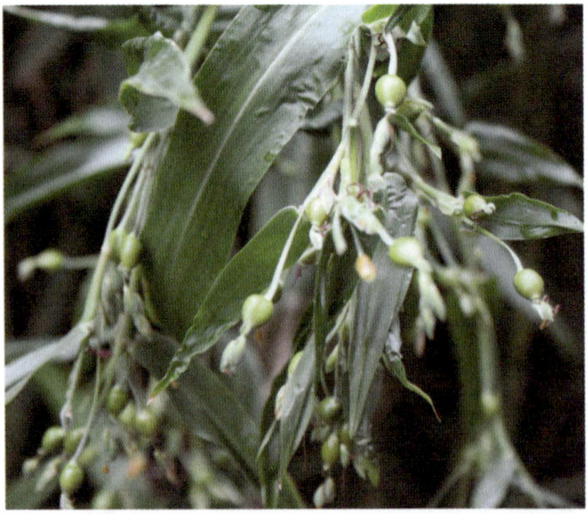

薯蓣

（《本经上品》）

【释名】土薯，山薯（《图经》），山芋（《吴普》），薯蓣（《衍义》），玉延。

根

【气味】甘，温，平，无毒。

【主治】伤中，补虚羸，除寒热邪气，补中，益气力，长肌肉，强阴。久服，耳目聪明，轻身不饥延年。主头面游风，头风眼眩，下气，止腰痛，治虚劳羸瘦，充五脏，除烦热。补五劳七伤，去冷风，镇心神，安魂魄，补心气不足，开达心孔，多记事。强筋骨，主泄精健忘。益肾气，健脾胃，止泄痢，化痰涎，润皮毛。生捣贴肿硬毒，能消散。

【精选验方】

高脂血症：薯蓣250克，黄酒1 500毫升。蜂蜜适量。将薯蓣去皮，洗净，切块，放入锅中，加入黄酒，中火煮沸后，继续添加黄酒，至酒尽、薯蓣熟，将薯蓣取出，加蜂蜜适量拌匀，每日早晚服食，每次30～50克。

高脂血症：薯蓣120克，白糖少许。将薯蓣去皮，洗净，切片；将薯蓣放入锅中，加水适量，武火煮沸后，转文火煮40～50分钟，去渣取汁，调入白糖，候温饮服，每日1次。

高脂血症：薏苡仁35克，薯蓣30克，大枣、莲米各20克，大米50克，冰糖适量。将大枣去核；薏苡仁、莲米、大米淘洗干净，薯蓣去皮洗净，切片，将诸药与大米同放入锅中，加水适量煮至粥熟后，冰糖调味服食，每日1次，分早晚空腹温服。

莱菔

（《唐本草》）

【释名】 萝卜，雹突（《尔雅》），紫花菘（《尔雅》），温菘（《尔雅》），土酥。

【气味】 根：辛，甘。叶：辛，苦，温，无毒。

【主治】 散服及炮煮服食，大下气，消谷和中，去痰癖，肥健人；生捣汁服，止消渴，试大有验。

子

【气味】 辛，甘，平，无毒。

【主治】 研汁服，吐风痰。同醋研，消肿毒。下气定喘治痰，消食除胀，利大小便，止气痛，下痢后重，发疮疹。

【精选验方】

高脂血症：萝卜500克，橄榄250克，将萝卜洗净，切片；橄榄洗净捣碎；将二者同入锅中，加水适量水煎代茶饮，每日1次。

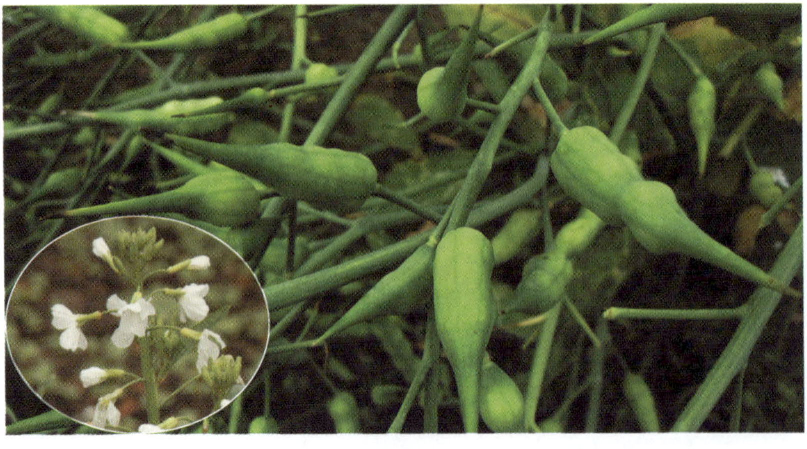

胡麻

（《别录上品》）

【释名】巨胜（《本经》），方茎（《吴普》），狗虱（《别录》），油麻（《食疗》），脂麻（《衍义》）。

白油麻

【气味】甘，大寒，无毒。

【主治】治虚劳，滑肠胃，行风气，通血脉，去头上浮风，润肌肉。食后生啖一合，终身勿辍。又与乳母服之，孩子永不生病。客热，可做饮汁服之。生嚼，敷小儿头上诸疮，良。

【精选验方】

高脂血症：胡麻仁100克，薏苡仁30克，干地黄250克，白酒1000毫升。将胡麻仁、薏苡仁、干地黄同装入生绢袋中扎紧口；纳入药袋中，密封7日即可饮用，每日1次，每次30毫升。

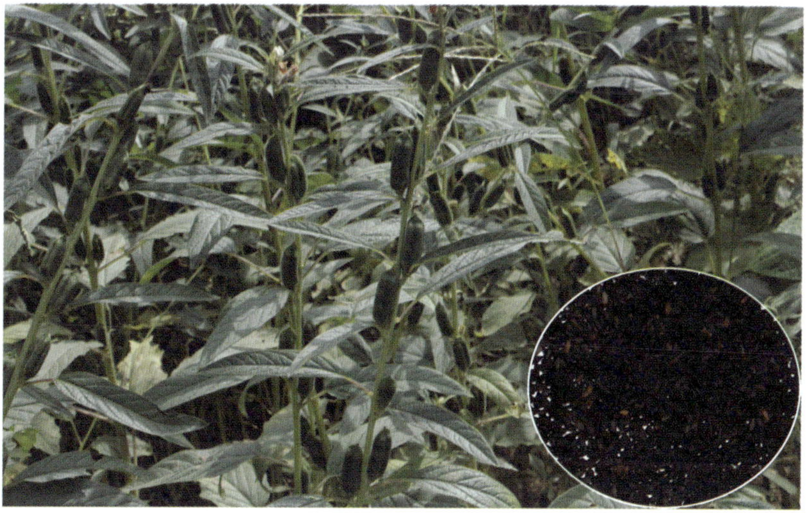

豕

（《本经下品》）

【释名】猪（《本经》），豚（《本经》）。

猪肉、骨

【主治】中马肝、肉脯、果、菜诸毒，烧灰，水服方寸匕，日三服。

蹄

【气味】甘，咸，小寒，无毒。

【主治】煮汁服，下乳汁，解百药毒，洗伤挞诸败疮。滑肌肤，去寒热。煮羹，通乳脉，托痈疽，压丹石。煮清汁，洗痈疽，渍热毒，消毒气，去恶肉，有效。

【精选验方】

高脂血症：猪排骨100克，韭菜50克，淡菜60克，白酒及调料适量。将韭菜洗净，切断，淡菜用白酒浸泡胀发，洗净，排骨洗净，拌匀，蒸熟服食。

高脂血症：猪蹄250克，乌龟500克，人参10克，生姜3片，食盐适量。将猪蹄洗净，剁块;乌龟宰杀后切块，同放入锅中加水适量，文火炖至熟，加食盐调味服食。

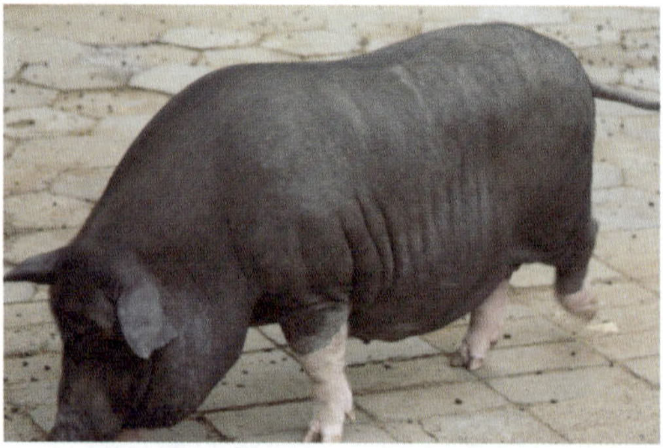

高血压病

防己 （《本经中品》）

【释名】解离（《本经》），石解。

【气味】辛，平，无毒。

【主治】风寒温疟，热气诸痫，除邪，利大小便。疗水肿风肿，去膀胱热，去伤寒热邪气，中风手足挛急，通腠理，利九窍，止泄，散痈肿恶结，诸病疥癣虫疮。治中下湿热肿，泄脚气，行十二经。木防己：主男子肢节中风，毒风不语，散结气拥肿，温疟风水肿，去膀胱热。

【精选验方】

高血压：防己，制成片剂，口服。

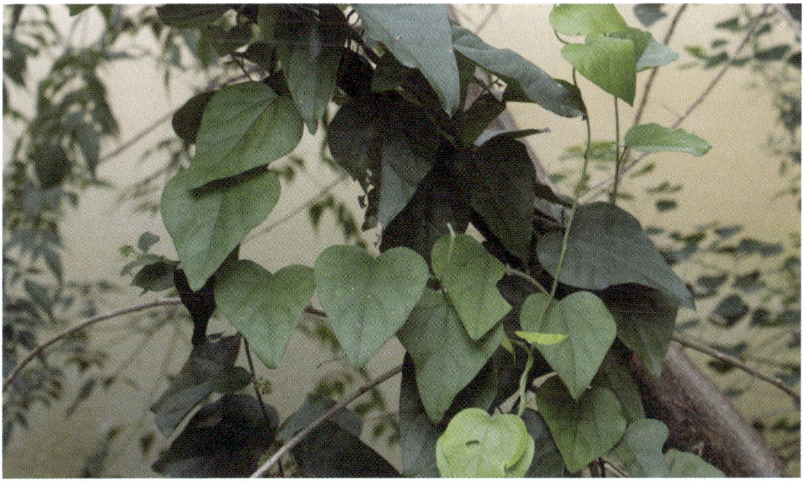

紫堇 （宋·《图经》）

【释名】赤芹（《纲目》），蜀芹（《图经》），楚葵（《图经》），苔菜（《图经》）。

花

【气味】酸，微温，无毒。

【主治】大人、小儿脱肛。

【别名】野花生、断肠草、蝎子花、麦黄草、闷头花、山黄连、水黄连、羊不吃。

【来源】本品为罂粟科紫堇属植物紫堇的干燥根或全草入药。

【形态特征】一年生无毛草本，具细长的直根。茎高10～30厘米，顶端钝。总状花序长3～10厘米；苞片卵形或狭卵形，全缘或疏生小齿；萼片小；花瓣紫色，上面花瓣长1.5～1.8厘米，距长达5毫米，末端稍向下弯曲。蒴果条形，长约3厘米，宽约1.5毫米。种子黑色，扁球形，密生小凹点。花期4～5月。

【生境分布】生丘陵林下、沟边或多石处。分布长江中、下游各省，北达河南和陕西南部及山西、甘肃等地。

【性味归经】苦、涩，凉。有毒。归肺、肾、脾经。

【功能主治】清热解毒。主治中暑头痛，腹痛，尿桶，肺结核咯血；外用治化脓性中耳炎，脱肛，疮疡肿毒，蛇咬伤。

【用量用法】内服：6～9克，煎服。外用：鲜品适量，捣烂敷患处或干品煎水洗患处。

【精选验方】

高血压：紫堇3克。研粉，开水冲服。

大枣

（《本经上品》）

【释名】干枣（《别录》），美枣（《别录》），良枣。

【气味】甘，平，无毒。

【主治】心腹邪气，安中，养脾气，平胃气，通九窍，助十二经，补少气、少津液，大惊四肢重，和百药。久服轻身延年。

【精选验方】

高血压：大枣50克，鲜小蓟草100克。加水适量，两药同煮10~15分钟，代茶饮，每日1剂，连服1个月。

高血压：大枣9枚，木耳15克，冰糖少许。将木耳水发，择除杂质，洗净，撕成小块，红枣洗净，去核，与木耳一起，放入沙锅中，加水炖45分钟，下冰糖屑即可。

山楂

（《唐本草》）

【释名】赤爪子（《唐本》），鼠楂（《唐本》），猴楂（《危氏》），茅楂（《日用》），山里果（《食鉴》）。

实

【气味】酸，冷，无毒。

【主治】煮汁服，止水痢。煮汁洗漆疮，多瘥。治腰痛有效。消食积，补脾，治小儿疝气，发小儿疮疹。治妇人产后儿枕痛，恶露不尽，煎汁入砂糖服之，立效。化饮食，消肉积症瘕，痰饮痞满吞酸，滞血痛胀。

【精选验方】

高血压：山楂6克，冰糖适量。水煎常服。

高血压：白糖30克，鲜山楂10克，将鲜山楂捣碎后，倒入适量水，加冰糖炖至山楂烂，吃山楂饮汤，早、晚各1次。

高血压：鲜山楂（或干山楂50克）、核桃仁各150克。先将核桃仁用水浸泡40分钟，洗净后磨成浆备用。再将山楂洗净（鲜果需拍破）放入沙锅中加入水煎煮30分钟，去渣，将汁浓缩至约1 000毫升，加入白糖150克，搅拌融化后，将核桃仁浆慢慢倒入，边倒边搅拌均匀，煮至微沸即可服用。

高血压：家酿米酒2 000毫升，山楂200克，大蒜150克，蜂蜜100克。将山楂洗净，晾干，捣成末状。大蒜去皮后切成片；用瓷罐装米酒、山楂、大蒜，密封贮藏，每三天摇动一次，每次都倒入蜂蜜，10日后即可饮用。

女贞 （《本经上品》）

【释名】贞水（《山海经》），冬青（《纲目》），蜡树。

实

【气味】苦，平，无毒。

【主治】补中，安五脏，养精神，除百病。久服，肥健轻身不老。

【精选验方】

高血压、冠心病：女贞子、旱莲草各15克。每日1剂，水煎分2～3次服，连服10日。

高血压：女贞子、墨旱莲各18克，夜交藤、合欢皮各15克。水煎服，每日1剂，分2～3次服。

高血压：女贞子、旱莲草各15～30克，桑葚子、丹参、白芍各15克，牛膝、杜仲、钩藤、茺蔚子各12克，地龙10克，珍珠母30克，水煎服，每日1剂，2周为1个疗程。

五味子

（《本经上品》）

【释名】玄及（《别录》），会及。

【气味】酸，温，无毒。

【主治】益气，咳逆上气，劳伤羸瘦，补不足，强阴，益男子精。养五脏，除热，生阴中肌。治中下气，止呕逆，补虚劳，令人体悦泽。明目、暖水脏，壮筋骨，治风消食、反胃霍乱转筋，痃癖奔豚冷气，消水肿心腹气胀、止渴，除烦热，解酒毒。生津止渴，治泻痢，补元气不足，收耗散之气，瞳子散大。治喘咳燥嗽，壮水镇阳。

【精选验方】

高血压：五味子、生山楂各15克，夏枯草30克。水煎，每日1剂，分3次服，1周为1个疗程。

高血压：五味子6克，丹参9克。每日1剂，鲜开水浸泡常服。

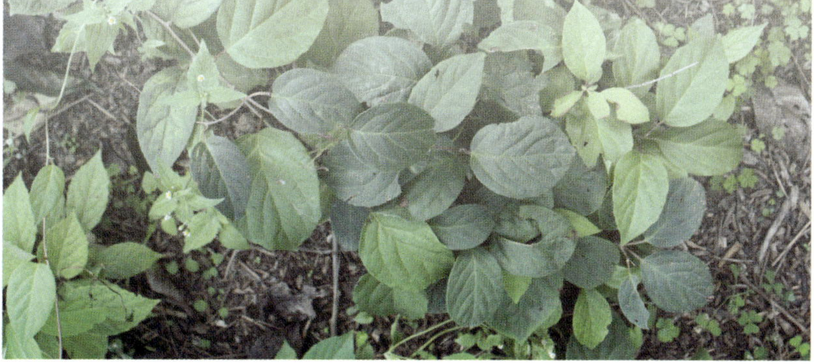

决明 （《本经上品》）

【释名】时珍曰：此马蹄决明也，以明目之功而名。又有草决明、石决明，皆同功者。草决明即青葙子。

子

【气味】咸，平，无毒。

【主治】青盲，目淫肤，赤白膜，眼赤泪出。久服益精元，轻身。

【精选验方】

高血压：决明子50克，每日1剂，水煎分2次服。

高血压：决明子15克，海带20克。共用水煮熟，食海带并饮汤，每日1剂。

高血压：决明子15克，侧柏叶10克。水煎代茶饮，每日1剂。

高血压：决明子、石决明、桑上寄生、野菊花各50克。水煎服，每日1剂。

高血压：决明子、桑白皮各30克。水煎服，每日1剂。

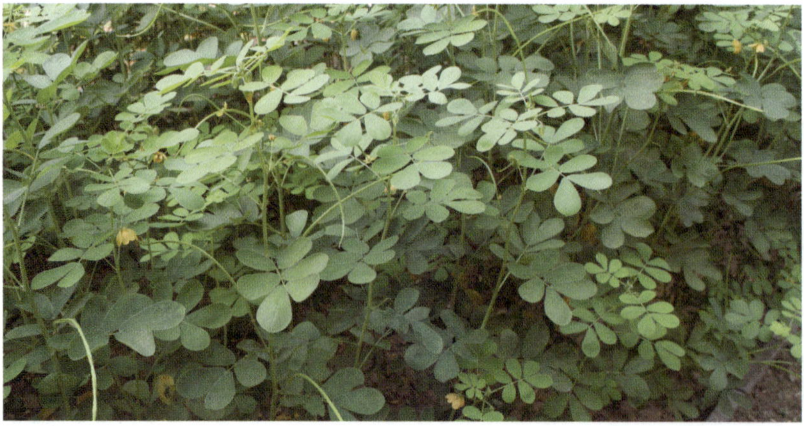

杜仲

（《本经上品》）

【释名】思仲（《别录》），思仙（《本经》），木绵（《吴普》）。

皮

【气味】辛，平，无毒。

【主治】腰膝痛，补中益精气，坚筋骨，强志，除阴下湿痒，小便余沥。久服，轻身耐老。脚中酸疼，不欲践地。治肾劳，腰脊挛。腰不利，加而用之。能使筋骨相着。润肝燥，补肝经风虚。

【精选验方】

高血压：炒杜仲30克。每日1剂，水煎，取汁，加入白糖适量调服，每日2次。

高血压：杜仲、花生壳各20克。每日1剂，用水煎服。

高血压：杜仲20克，丹皮15克，黄柏10克。每日1剂，水煎服。

高血压：杜仲10克，白酒500毫升，把杜仲洗净，在白酒中浸泡一星期即可服用。

高血压病：用10%杜仲酊剂，每次30毫升，每日3次，饭后用。或以杜仲配益母草各47克，钩藤、黄芩、夏枯草各28克，制成片剂，每服5片，每日3次，如杜仲降压片。对于肝肾两虚，头昏耳鸣、腰酸、夜间多尿者，可与淫羊藿、桑上寄生、制何首乌等配伍；或用杜仲9克，配伍枸杞子、牛膝各12克，水煎服，有较好的降压作用，对于头晕目眩者，也可用杜仲12克，配桑上寄生15克，生牡蛎18克，菊花、枸杞子各9克。

何首乌（宋·《开宝》）

【释名】交藤（《本传》），夜合（《本传》），地精（《本传》），马肝石（《纲目》），九真藤（《纲目》）。

根

【气味】苦，涩，微温，无毒。

【主治】瘰疬，消痈肿，疗头面风疮，治五痔、止心痛、益血气，黑髭发，悦颜色。久服长筋骨，益精髓，延年不老。也治妇人产后及带下诸疾。

【精选验方】

高血压：制何首乌、山楂、紫丹参各100克，决明子50克。共研为粗末，每次取30～50克，水煎，代茶饮。

高血压：何首乌、银杏叶、钩藤各等份。水煎服。

高血压：制何首乌30克，红枣5枚，粳米100克，冰糖适量。将制何首乌放入沙锅内，加水煎汁，去渣；粳米淘净干净，与红枣、冰糖一起放入沙锅中，倒入首乌汁，加水适量，共煮为粥。

青葙（《本经下品》）

【释名】草蒿（《本经》），萋蒿（《本经》），昆仑草（《唐本》），野鸡冠（《纲目》），鸡冠苋（《纲目》）。

子

【气味】苦，微寒，无毒。

【主治】唇口青。治五脏邪气，益脑髓，镇肝，明耳目，坚筋骨，去风寒湿痹。治肝脏热毒冲眼，赤障青盲翳肿，恶疮疥疮。

【别名】鸡冠苋、狼尾花、狗尾巴子、野鸡冠花、牛尾花子、大尾鸡冠花。

【来源】本品为苋科植物青葙的干燥成熟种子。

【形态特征】一年生草本，高达1米。茎直立，绿色或带红紫色，有纵条纹。叶互生，披针形或椭圆状披针形，长5～9厘米，宽1～3厘米。穗状花序顶生或腋生；苞片、小苞片和花被片干膜质，淡红色，后变白色。胞果卵形，盖裂。种子扁圆形，黑色，有光泽。花期5～7月，果期8～9月。

【生境分布】生长于平原或山坡；有栽培，分布几遍全国。

【性味归经】苦，微寒。归肝经。

【功能主治】清肝泻火，明目退翳。主治肝热目赤，目生翳膜，视物昏花，肝火眩晕。

【用量用法】内服：9～15克，煎服。

【使用禁忌】本品有扩散瞳孔作用，青光眼患者禁用。

【精选验方】

高血压：青葙子50克。水煎服。

高血压：每日用青葙子30克，水煎2次，混匀分3次服，疗程为1周。

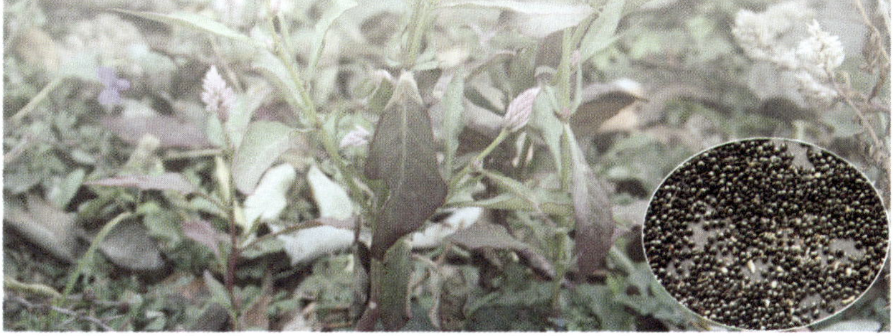

菊

（《本经上品》）

【释名】节华（《本经》），更生（《别录》），傅延年（《别录》），治蔷（《尔雅》）。

花

【气味】苦，平，无毒。

【主治】诸风头眩肿痛，目欲脱，泪出，皮肤死肌，恶风湿痹。久服利血气，轻身耐老延年。

白菊

【气味】苦，辛，平，无毒。

【主治】风眩，能令头不白。染髭发令黑。和巨胜、茯苓蜜丸服之，去风眩，变白不老，益颜色。

【精选验方】

高血压：菊花12克，夏枯草15克。水煎常服。

高血压：菊花、槐花、绿茶各6克，龙胆草10克，将上药混合均匀，放入茶壶中，用开水冲泡10分钟左右即可饮用。

高血压：菊花10克，龙井茶3克，用沸水泡茶饮用。

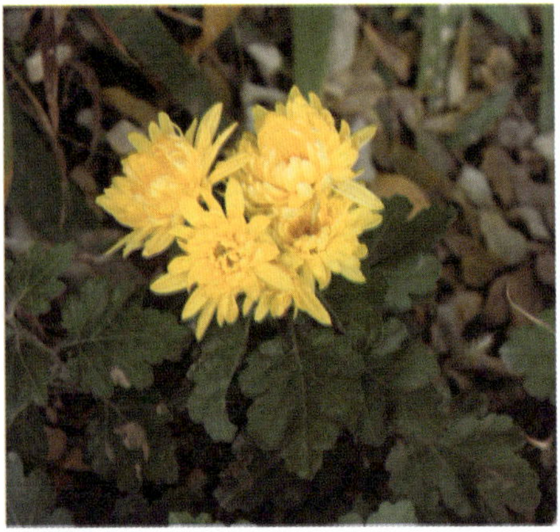

庵摩勒

（《唐本草》）

【释名】余甘子（《唐本》），庵摩落迦果。

实

【气味】甘，寒，无毒。

【主治】风虚热气。补益强气。合铁粉一斤用，变白不老。取子压汁，和油涂头，生发去风痒，令发生如漆黑也。主丹石伤肺，上气咳嗽。久服，轻身延年长生。服乳石人，宜常食之。为末点汤服，解金石毒，解硫黄毒。

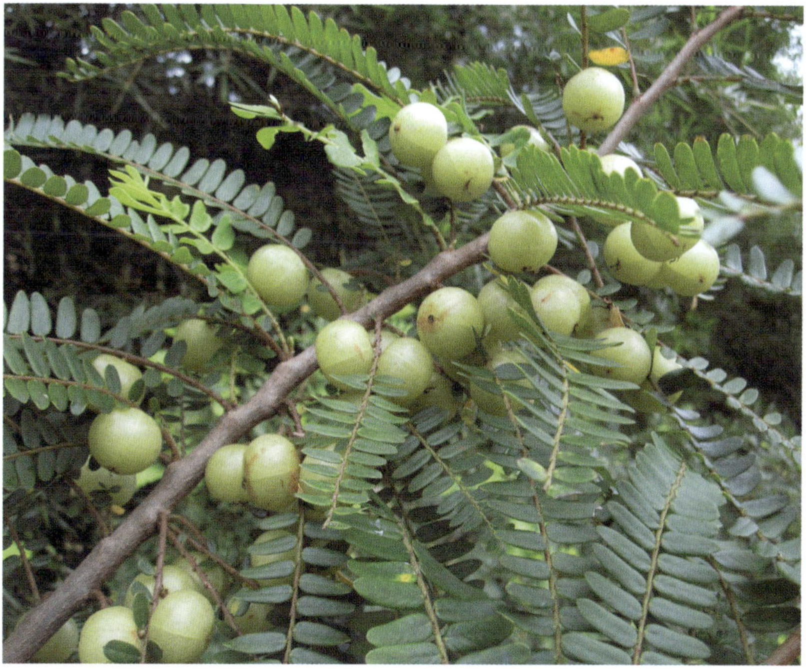

【别名】油甘、牛甘、余甘果、余柑子、油柑子、油甘果、油甘子。

【来源】本品系藏族习用药材。为大戟科植物余甘子的干燥成熟果实。

【形态特征】小枝被锈色短柔毛。叶互生，二列，条状长圆形，革质，全缘。花小，黄色，有短梗，簇生长于下部的叶腋。蒴果肉质，扁球形。种子稍带红色。花期3～4月。

【生境分布】一般在年均温20℃左右生长良好，0℃左右即有受冻现象。我国野生分布在云南、广西、福建、海南、台湾、海南、四川、贵州等省，江西、湖南、浙江等省部分地区也有分布。

【性味归经】甘、酸、涩，凉。归肺、胃经。

【功能主治】清热凉血，消食健胃，生津止咳。主治血热血瘀，消化不良.腹胀，咳嗽，喉痛，口干。

【用量用法】内服：3～9克，多入丸散服。

【精选验方】

高血压：余甘子，水煎服。

吴茱萸 （《本经中品》）

【释名】藏器曰：茱萸南北总有，入药以吴地者为好，所以有吴之名也。

【气味】辛，温，有小毒。

【主治】温中下气，止痛，除湿血痹，逐风邪，开腠理，咳逆寒热。

【精选验方】

高血压：吴茱萸适量，研末，每晚醋调敷两脚心。

高血压：用吴茱萸浸膏，或制成冲剂，每日口服相当于生药8克的量，疗程1个月。也可将吴茱萸研末醋调，敷两足心涌泉穴。或用吴茱萸配川芎各等份，研末取5～10克敷脐，用麝香止痛膏固定，3日换1次药，连用3个月。

蒺藜

（《本经上品》）

【释名】茨（《尔雅》），旁通（《本经》），屈人（《本经》），止行（《本经》），休羽（《本经》），升推。

子

【气味】苦，温，无毒。

【主治】恶血，破症积聚，喉痹乳难。久服长肌肉，明目轻身。身体风痒，头痛，咳逆伤肺肺痿，止烦下气。治诸风疬疡，疗吐脓，去燥热。治奔豚肾气，肺气胸膈满，催生堕胎，益精，疗水藏冷，小便多，止遗沥泄精溺血肿痛。痔漏阴汗，妇人发乳带下。治便秘及蛔虫心腹痛。

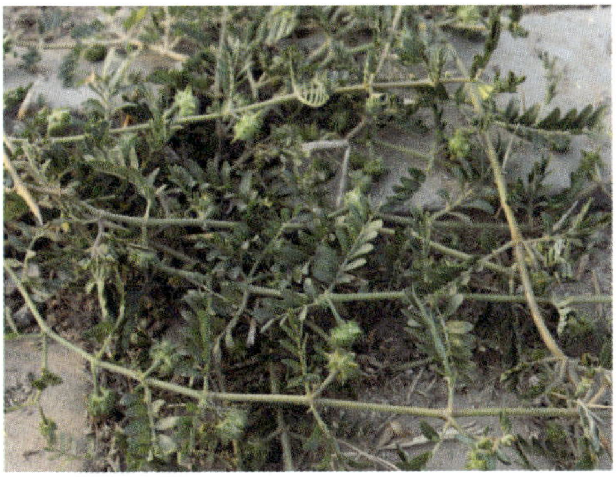

【精选验方】

高血压：蒺藜15克，菊花12克，决明子30克，甘草6克。水煎服。

五加 （《本经上品》）

【释名】五佳（《纲目》），文章草（《纲目》），白刺（《纲目》），追风使（《图经》），木骨（《图经》）。

根皮

【气味】辛，温，无毒。

【主治】破逐恶风血，四肢不遂，贼风伤人，软脚腰，主多年淤血在皮肌，治痹湿内不足。明目下气，治中风骨节挛急，补五劳七伤。酿酒饮，治风痹四肢挛急。

【精选验方】

高血压：五加适量。水煎服。

龙胆 （《本经中品》）

【释名】陵游。

根

【气味】苦，涩，大寒，无毒。

【主治】骨间寒热，惊痫邪气，续绝伤，定五脏，杀蛊毒。除胃中伏热，时气温热，热泄下痢，去肠中小虫，益肝胆气，止惊惕。久服益智不忘，轻身耐老。治小儿壮热骨热，惊痫入心，时疾热黄，痈肿口干。客忤疳气，热狂，明目止烦，治疮疥。去目中黄及睛赤肿胀，淤肉高起，痛不可忍。退肝经邪热，除下焦湿热之肿，泻膀胱火。疗咽喉痛，风热盗汗。

【精选验方】

高血压： 龙胆6克，黄芩15克，钩藤15克，夏枯草18克，菊花9克。水煎服。

夏枯草（《本经下品》）

【释名】 夕句（《本经》），乃东（《本经》），燕面（《别录》），铁色草。

茎叶

【气味】 苦，辛，寒，无毒。

【主治】 寒热瘰疬鼠瘘头疮，破症，散瘿结气，脚肿湿痹，轻身。

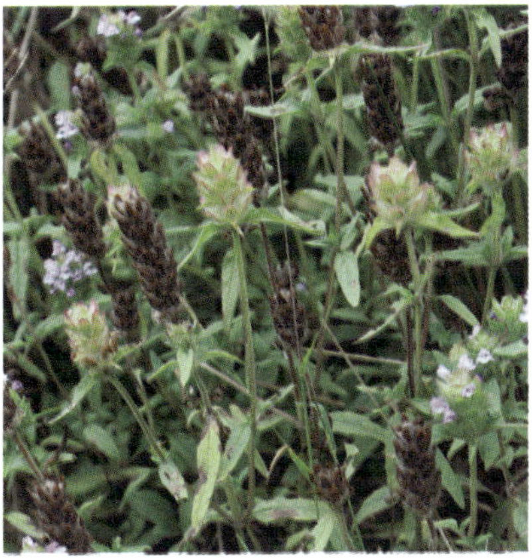

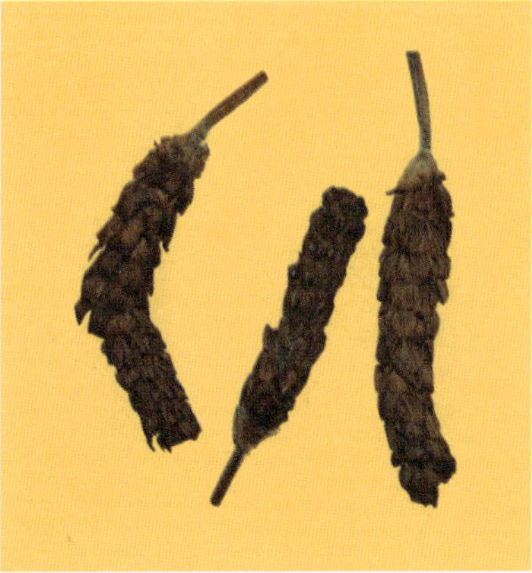

【别名】铁色草、春夏草、棒槌草、羊肠菜、夏枯头、白花草。

【来源】本品为唇形科多年生草本植物夏枯草的全草或果穗。

【形态特征】多年生草本，有匍匐茎。直立茎方形，高约40厘米，表面暗红色，有细柔毛。叶对生，卵形或椭圆状披针形，先端尖，基部楔形，全缘或有细疏锯齿，两面均披毛，下面有细点；基部叶有长柄。轮伞花序密集顶生成假穗状花序；花冠紫红色。小坚果4枚，卵形。

【生境分布】均为野生，多生长于路旁、草地、林边。分布于浙江、江苏、安徽、河南等省。

【性味归经】辛、苦，寒。归肝、胆经。

【功能主治】清肝泻火，明目，散结消肿。主治目赤肿痛，目珠夜痛，头痛眩晕，瘰疬，瘿瘤，乳痈，乳癖，乳房胀痛。

【用量用法】内服：9～15克，煎服；或熬膏服。

【使用禁忌】脾胃虚弱者慎用。

【精选验方】

高血压：夏枯草30克，决明子30克，水煎服。

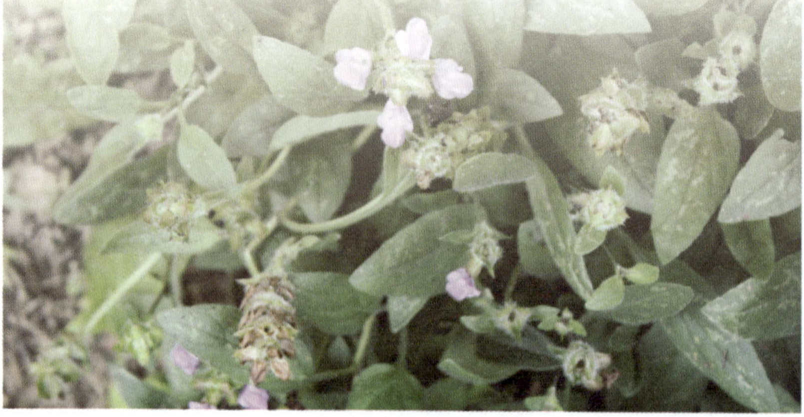

丹参

（《本经上品》）

【释名】赤参（《别录》），山参（《日华》），郄蝉草（《本经》），奔马草。

根

【气味】苦，微寒，无毒。

【主治】心腹邪气，肠鸣幽幽如走水，寒热积聚，破症除瘕，止烦满，益气养血，去心腹痛疾结气，腰脊强脚痹，除风邪留热。久服利人。渍酒饮，疗风痹足软。养神定志，通利关脉，治冷热劳，骨节疼痛，四肢不遂，头痛赤眼，热温狂闷，破宿血，生新血，安生胎，落死胎，止血崩带下，调妇人经脉不匀，血邪心烦，恶疮疥癣，瘿赘肿毒丹毒，排脓止痛，生肌长肉。活血，通心包络，治疝痛。

【精选验方】

高血压：丹参、鸡血藤、磁石等份。水煎服。

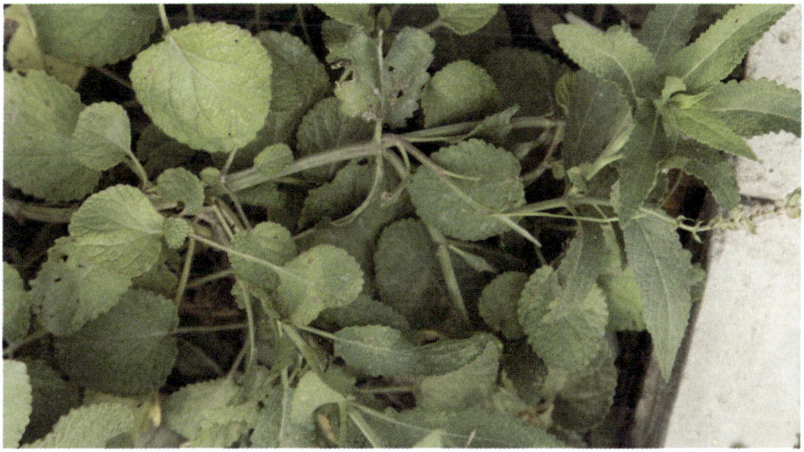

糖尿病

山茱萸（《本经中品》）

【释名】蜀酸枣（《本经》），肉枣（《纲目》），鸡足（《吴普》），鼠矢（《吴普》）。

实

【气味】酸，平，无毒。

【主治】心下邪气寒热，温中，逐寒湿痹，去三虫。久服轻身。肠胃风邪，寒热疝瘕，头风风气去来，鼻塞目黄，耳聋面疱，下气出汗，强阴益精，安五脏，通九窍，止小便利。久服，明目强力长年。治脑骨痛，疗耳鸣，补肾气，兴阳道，坚阴茎，添精髓，止老人尿不节，治面上疮，能发汗，止月水不定。

【精选验方】

糖尿病：山茱萸15克，玄参、麦冬各30克，五味子6克，肉桂3克。每日1剂，水煎服。

糖尿病：山茱萸、生地黄、猪大肠各60克，薯蓣30克，大柿饼15克。隔日1剂，水煎服并食猪大肠。

薯蓣

（《本经上品》）

【释名】土薯，山薯（《图经》），山芋（《吴普》），薯蓣（《衍义》），玉延。

根

【气味】甘，温，平，无毒。

【主治】伤中，补虚羸，除寒热邪气，补中，益气力，长肌肉，强阴。久服，耳目聪明，轻身不饥延年。主头面游风，头风眼眩，下气，止腰痛，治虚劳羸瘦，充五脏，除烦热。补五劳七伤，去冷风，镇心神，安魂魄，补心气不足，开达心孔，多记事。强筋骨，主泄精健忘。益肾气，健脾胃，止泄痢，化痰涎，润皮毛。

【精选验方】

糖尿病：薯蓣60克，猪胰1条。共炖熟，食盐调味，饮汤食猪胰、薯蓣。

糖尿病：薯蓣120克，猪胰1条，蚕茧7个。猪胰低温烘干，与薯蓣共研为末，水泛为丸，每次9克，每日1次，用蚕茧煎取药汁送服。

糖尿病：薯蓣、栝楼各180克，桑白皮90克。共研为末，每次9克，每日2次，饭前用开水冲服。

糖尿病：薯蓣、栝楼、沙参各15克，知母、五味子各9克。每日1剂，水煎分3次服。

糖尿病：薯蓣250克，水适量。把薯蓣外皮除掉，切成小块，并加水熬汤，将汤过滤取其汁饮用。代茶常饮，如过浓也可加水冲饮。

糖尿病：薯蓣粉60克，薏苡仁30克。将锅内加水，烧开，薯蓣、薏苡仁按常规放入锅内煮粥，至粉熟米烂即可出锅食用。早晚温热食用。

天门冬（《本经上品》）

【释名】颠勒（《本经》），颠棘（《尔雅》），天棘（《纲目》），万岁藤。

根

【气味】苦，平，无毒。

【主治】诸暴风湿偏痹，强骨髓，杀三虫，去伏尸。久服轻身益气延年，不饥。

【精选验方】

糖尿病：天冬8克，生地黄12克，山茱萸6克，人参、枸杞子各3克。每日1剂，水煎服。

石斛（《本经上品》）

【释名】金钗（《纲目》），禁生（《本经》），林兰（《本经》），杜兰（《别录》）。

【气味】甘，平，无毒。

【主治】伤中，除痹下气，补五脏虚劳羸瘦，强阴益精。久服，厚肠胃。补内绝不足，平胃气，长肌肉，逐皮肤邪热痱气，脚膝疼冷痹弱，定志除惊。轻身延年。益气除热，治男子腰脚较弱，健阳，逐皮肌风痹，骨中久冷，补肾益力。壮筋骨，暖水脏，益智清。治发热自汗，痈疽排脓内塞。

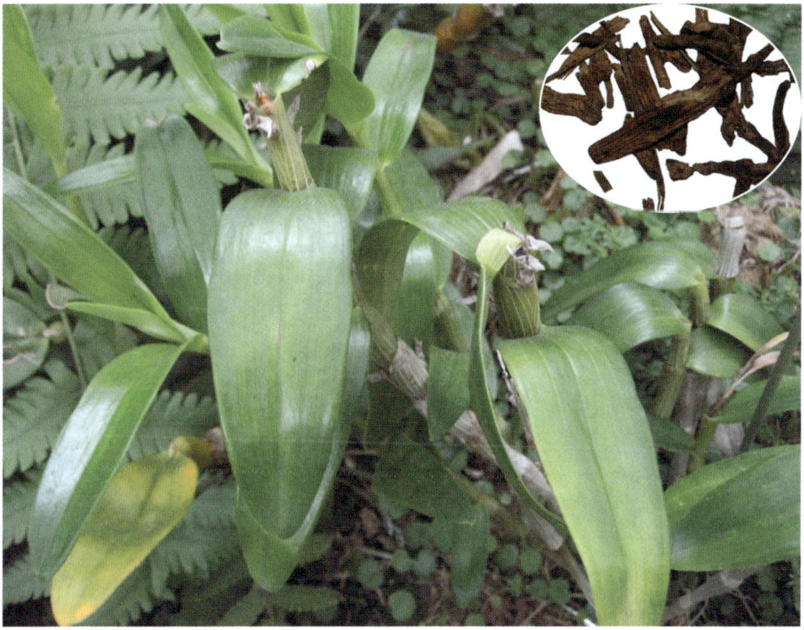

【别名】禁生、林兰、黄草、杜兰、金钗花、千年润、吊兰花。

【来源】本品为兰科植物环草石斛、马鞭石斛、黄草石斛、铁皮石斛或金钗石斛等的新鲜或干燥根茎。

【形态特征】金钗石斛：多年生附生草本，高30～50厘米。茎丛生，直立，直径1～1.3厘米，黄绿色，多节，节间长2.5～3.5厘米。叶无柄，近革质，常3～5片生长于茎的上端；叶片长圆形或长圆状披针形，先端钝，有偏斜状的凹缺，叶脉平行，通常9条，叶鞘紧抱于节间，长1.5～2.7厘米。

鲜石斛：金钗型的鲜石斛茎呈稍扁的圆柱形，基部较细，直径约1～1.5厘米，表面黄绿色，光滑，有纵棱，节明显，节上有棕黄色的环，节基部包围有灰色膜质的叶鞘，长度约占节间的

1/3。黄草型的鲜石斛茎呈圆柱形，肉肥厚。

铁皮石斛：茎丛生，直立，高5～30厘米，径约5毫米，圆柱形，基部稍细，绿色并带紫色；多节，节间长1～2厘米。叶少数，生长于茎上部，无柄；叶片近卵形、卵状长圆形或近长圆形，先端急尖而有偏斜状的凹缺，带革质；叶鞘膜质，紧抱节间，灰色，似不清洁状，干后深灰色。蒴果长圆形，长约2.5厘米，有三棱。

【生境分布】生长于海拔100～3 000米高度之间，常附生长于树上或岩石上。分布于四川、云南、贵州、广东、广西、湖北等地；陕西、河南、江西等地也产。

【性味归经】甘，微寒。归胃、肾经。

【功能主治】益胃生津，滋阴清热。主治热病津伤，口干烦渴，胃阴不足，食少干呕，病后虚热，虚劳消瘦，阴虚火旺，骨蒸劳热，目暗不明，筋骨痿软。

【用量用法】内服：6～12克，鲜品15～30克，入汤剂宜久煎。

【使用禁忌】本品有敛邪之弊，故温热病初期不宜用，又味甘助湿，湿温未化燥者忌用。

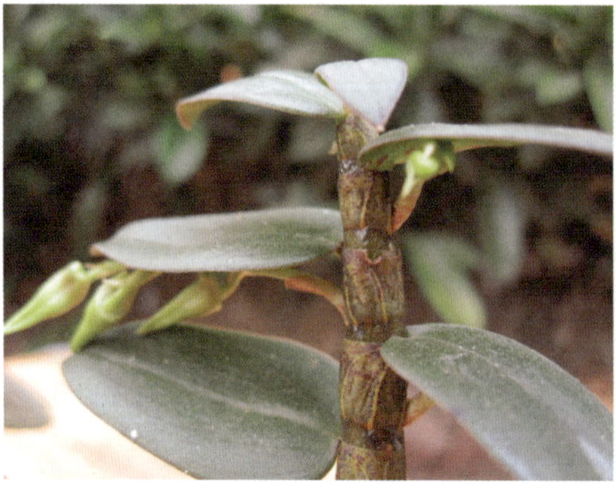

【精选验方】

糖尿病：石斛100克，栝楼250克。共研细粉，每次9克，每日2次，开水冲服。

糖尿病：石斛、仙灵脾各12克，苍术6克，研末，空腹米饮调服。

黄精

（《别录上品》）

【释名】 黄芝（《瑞草经》），救穷草（《别录》），重楼（《别录》），龙衔（《广雅》），垂珠。

根

【气味】 甘，平，无毒。

【主治】 补中益气，除风湿，安五脏。久服轻身延年不饥。补五劳七伤，助筋骨，耐寒暑，益脾胃，润心肺。单服九蒸九曝食之，驻颜断谷。补诸虚，止寒热，填精髓，下三尸虫。

【精选验方】

糖尿病： 黄精250克，熟地黄25克，猪肉100克。共炖熟，食盐调味，食肉喝汤，每日1剂分2次服。

糖尿病： 黄精200克，熟地黄30克，绿豆60克，猪肋条肉500克。共炖熟，食盐调味，食肉喝汤，每日2次，服量酌定。

糖尿病： 黄精、栝楼各30克，羊奶适量。将前两味药研为细末，用羊奶调成丸，每次5克，每日3次，开水冲服。

糖尿病： 黄精、枸杞子、玉竹、西洋参各等份。水煎服。

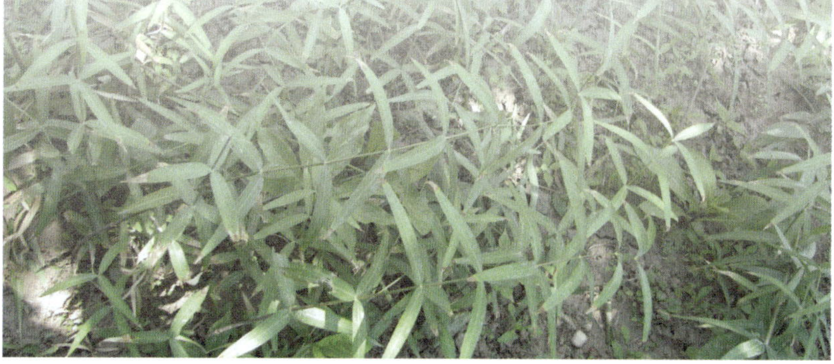

薏苡仁 （《本经上品》）

【释名】解蠡（《本经》），芑实（《别录》），回回米（《救荒本草》），薏珠子（《图经》）。

薏苡仁

【气味】甘，微寒，无毒。

【主治】筋急拘挛，不可屈伸，久风湿痹，下气。久服，轻身益气。

【精选验方】

糖尿病：薏苡仁30克，猪胰1个，共用水炖煮，少量食盐调味，每日分2次服。

糖尿病：薏苡仁15克，天花粉30克，冬瓜250克，盐4克，冬瓜去皮切成薄片，与天花粉一同煎煮成汤，将熟时撒入适量食盐，煮沸即可。佐餐食用。

荠 （《别录上品》）

【释名】护生草。

【气味】甘，温，无毒。

【主治】利肝和中，利五脏。

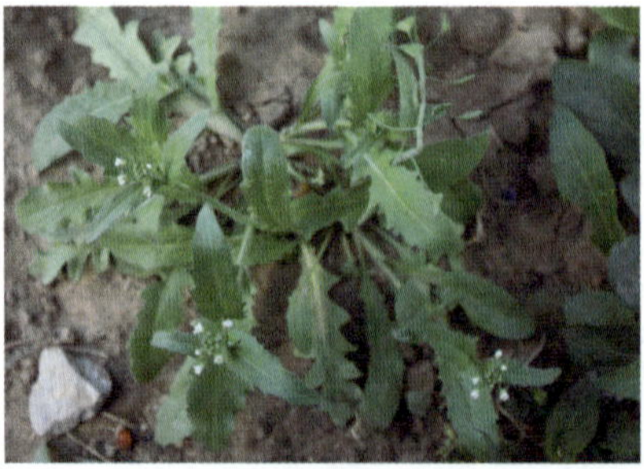

【别名】枕头草、粽子菜、三角草、荠荠菜、菱角菜、地菜、上巳菜。

【来源】本品为十字花科荠菜属植物荠菜的干燥全草。

【形态特征】一年生或二年生草本，高30~40厘米，主根瘦长，白色，直下，分枝。茎直立，分枝。根生叶丛生，羽状深裂，稀全缘，上部裂片三角形；茎生叶长圆形或线状披针形，顶部几成线形，基部成耳状抱茎，边缘有缺刻或锯齿，或近于全缘，叶两面生有单一或分枝的细柔毛，边缘疏生白色长睫毛。花多数，顶生成腋生成总状花序；萼4片，绿色，开展，卵形，基部平截，具白色边缘；花瓣倒卵形，有爪，4片，白色，十字形开放，径约2.5毫米；雄蕊6，4强，基部有绿色腺体；雌蕊1，子房三角状卵形，花柱极短。短角果呈倒三角形，无毛，扁平，先端微凹，具残存的花柱。种子约20~25粒，成2行排列，细小，倒卵形。花期3~5月。

【生境分布】生长于田野、路边及庭园。全国均有分布；江苏、安徽及上海郊区有栽培。全国大部地区均产。

【性味归经】甘，平。归肝、心、肺经。

【功能主治】凉血止血，清热利尿。主治肾结核尿血，产后子宫出血，月经过多，肺结核咯血，高血压病，感冒发热，肾炎水肿，泌尿系结石，乳糜尿，肠炎。

【用量用法】内服：9~15克，煎服，鲜品可用到30~60克；或入丸、散。外用：研末调敷、捣敷或捣汁点眼。

【精选验方】

高血压：荠菜、夏枯草各30克。水煎服。

高血压：荠菜9克，猪毛菜9克。水煎服。

药名索引